intestin irritable, les raisons de la colère

Direction de la publication :
Isabelle Jeuge-Maynart et Ghislaine Stora

Direction éditoriale : **Catherine Delprat**

Édition : **Thierry Olivaux**

Couverture : **Véronique Laporte**

Maquette et mise en page : **Olivier Caldéron**

Illustrations : **Nathan Sabaté**

Lecture-correction : **Vanina Pialot**

Fabrication : **Donia Faiz**

ISBN : 978-2-03-592499-5

Pr. Jean-Marc Sabaté
Gastro-entérologue, chercheur à l'Inserm

intestin irritable, les raisons de la colère

Colopathie fonctionnelle
mieux la **comprendre,** mieux la **soigner**

LAROUSSE

Table des matières

« La dame mise en doute ajouta seulement qu'elle faisait à présent des vents en allant à la selle, que c'était comme un vrai feu d'artifice... Qu'à cause de ses nouvelles selles, toutes très formées, très résistantes, il lui fallait redoubler de précautions... Parfois elles étaient si dures les nouvelles selles merveilleuses, qu'elle en éprouvait un mal affreux au fondement... Des déchirements. . . Elle était obligée de se mettre de la vaseline alors avant d'aller aux cabinets. »

Louis-Ferdinand Céline
Voyage au bout de la nuit (1932)

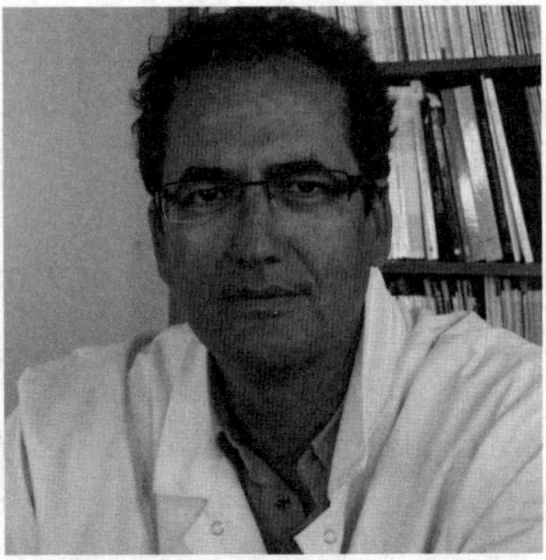

Jean-Marc Sabaté est professeur d'Hépato-Gastroentérologie à l'Université Paris VII Denis Diderot, il est gastroentérologue à l'hôpital Louis Mourier à Colombes.

Il poursuit depuis 20 ans une activité de recherche sur la colopathie au sein de l'unité INSERM U-987 « Physiopathologie et Pharmacologie Clinique de la Douleur » à Boulogne-Billancourt. Il est l'actuel Président du Groupe Français de Neuro-Gastroentérologie (GFNG). Il a créé en 2010 avec Mme Suzelle Façon, l'Association des Patients Souffrant du Syndrome de l'Intestin Irritable (APSSII), dont il est l'actuel Président du Conseil Scientifique.

Il est aussi titulaire d'un Diplôme d'Études Spécialisées Complémentaires de Cancérologie et membre du Groupe d'Etudes Thérapeutiques des Maladies Inflammatoires du tube digestif et à ce titre prend en charge également des patients avec des cancers digestifs et des patients avec maladie de Crohn ou rectocolite hémorragique.

Préface

Heureux et chanceux sont ceux et celles qui ne souffrent pas du ventre !!!

Ce livre a été écrit afin d'éclairer, d'aider et d'informer les personnes qui, comme moi, souffrent de colopathie fonctionnelle aussi appelée « Syndrome de l'intestin irritable », et leur entourage. Drôle de nom d'ailleurs pour une maladie… Quand j'ai mal, j'ai effectivement l'impression que mon ventre est en colère.

Dans ce livre le Pr Sabaté nous apporte des informations sur tous les aspects du SII et notamment les raisons de cette irritabilité de l'intestin et de ses conséquences. Cette maladie, qui touche 10 % de la population, fait beaucoup souffrir sur les plans psychologique et physique, ceux qui en sont atteints. Il existe parfois une réelle altération de la qualité de vie et ceci dans tous les domaines (familial, professionnel, social, et de la vie intime). Ce livre remet aussi les choses à leur place, car il existe trop de confusions, de malentendus, de méconnaissance sur le syndrome de l'intestin irritable. Il est vrai que cette maladie est d'une grande complexité, mais cela n'est pas une raison pour accepter de s'entendre dire n'importe quoi notamment sur les causes de la maladie ou en matière de traitement.

Le tabou et la honte entourent trop souvent la maladie, aussi j'apprécie le fait que malgré son sujet ce livre soit parfois drôle au travers de certaines remarques ou anecdotes. Les témoignages de patients présents dans ce livre illustrent aussi la réalité de la maladie. D'ailleurs je fais, moi aussi, partie de ses patientes, après avoir couru les hôpitaux parisiens, essoufflée et déprimée, j'ai rencontré le Pr Sabaté voilà une dizaine d'années. Ensemble, comme une évidence, nous avons créé l'Association des Patients Souffrant du Syndrome de l'Intestin irritable car, auparavant, les patients étaient livrés à eux-mêmes. Je suis très fière de cette collaboration, aussi je me devais d'être présente aux côtés du Pr Sabaté, dans ce projet de livre car son honnêteté, sa générosité et sa grande implication pour aider les malades me touchent et me stimulent.

Ce livre vous intéressera, j'en suis sûre et, au travers de sa diffusion, il contribuera à faire avancer les choses pour la reconnaissance de cette maladie.

Suzelle Façon,

Présidente de l'Association des Patients Souffrant du Syndrome de l'Intestin Irritable (APSSII)

Avant-propos

Pourquoi ce livre ?

Gastro-entérologue, à travers mon cursus hospitalier et mon activité clinique, je me suis rapidement intéressé à la prise en charge des maladies du tube digestif en général. J'ai vite constaté qu'il existait, à l'hôpital, une frontière entre deux types de patients : d'un côté, ce qu'on appelait les « vrais malades », ces patients qui souffraient de maladies inflammatoires du tube digestif (maladie de Crohn et rectocolite hémorragique), ou encore de cancers digestifs, des patients que je prends toujours actuellement en charge au quotidien ; de l'autre côté, des personnes qui se « plaignaient » de différents symptômes et qu'on qualifiait alors de « troubles fonctionnels digestifs », parmi lesquels la colopathie fonctionnelle. Par choix, mon activité de recherche, qui s'est déroulée dans le cadre d'une unité INSERM, s'est centrée sur l'étude des mécanismes à l'origine des symptômes – et en particulier des douleurs, qui surviennent au cours de la colopathie fonctionnelle. Dans ce domaine aussi, j'ai vite constaté qu'il existait en France de grandes différences en termes de financement et de soutien apportés aux chercheurs : tandis que ceux qui travaillent sur le cancer et les maladies intestinales inflammatoires bénéficient de fonds publics importants et du puissant soutien de l'industrie pharmaceutique, les recherches sur la colopathie sont en comparaison très peu soutenues, et le financement public est quasi absent.

Malgré des progrès importants dans la compréhension des mécanismes de la colopathie fonctionnelle, le regard de la société civile n'est pas non plus le même selon que l'on souffre de colopathie fonctionnelle ou de la maladie de Crohn. La manière dont la colopathie est le plus souvent abordée dans les médias, avec légèreté et superficialité, notamment à la télévision, n'aide pas non plus à sa reconnaissance sociale.

En consultation, avec des patients souffrant de colopathie, je note précisément leurs antécédents, les examens qu'ils ont réalisé et les traitements qui ont été essayés, afin de mieux adapter ma prise en charge. Bien que je déborde souvent de la demi-heure programmée pour chaque consultation, je trouve important d'aborder, même de manière rapide, certains points qui sont rarement évoqués par mes autres collègues faute de temps. Pour toutes ces raisons j'avais depuis longtemps envisagé de faire un livre qui puisse toucher le plus grand nombre et qui me permette de prendre le temps d'expliquer la maladie, d'aller contre des idées fausses, mais qui présente aussi les progrès réalisés dans la compréhension des mécanismes de cette maladie et l'état actuel des traitements disponibles. Au moment où je finissais ce livre, on ne cessait de parler du formidable succès du livre « le charme discret de l'intestin », écrit par une jeune collègue allemande. Cela a renforcé ma conviction qu'il existe un véritable intérêt du public, y compris en France, pour le tube digestif et ses secrets.

Que trouve-t-on dans ce livre ?

Ce livre sur la « colopathie fonctionnelle », comme le grand public nomme cette maladie, ou le « syndrome de l'intestin irritable », tel que la désignent actuellement les médecins, est destiné en première intention aux patients et à leur entourage, mais aussi au grand public. Il a pour vocation de mieux faire connaître cette maladie qui, bien que fréquente, est mal connue des patients eux-mêmes, de leur entourage et parfois même des médecins. Ce livre explique comment on peut en faire le diagnostic, quelle est la place des différents examens, et quels sont les autres diagnostics à évoquer (ce que les médecins appellent les diagnostics différentiels, c'est-à-dire les maladies qui peuvent ressembler par leurs symptômes à la colopathie mais mériteraient d'en être distinguées car elles ont un traitement différent). On dira quelles sont les personnes touchées par cette maladie, quelle peut en être l'évolution et quelles en sont les conséquences sur la vie quotidienne, notamment au travail ou dans la vie personnelle.

Il est important pour moi, en tant que clinicien et chercheur, que ce livre présente l'état actuel de la recherche et des nouveaux concepts sur cette maladie, dont certains peuvent donner lieu à des traitements innovants. Il est aussi important dans ce domaine de tordre le cou à un certain nombre d'idées reçues, et d'aller parfois à contre-courant, contre les effets de mode qui sont amplifiés par les médias avides de concepts simplistes et spectaculaires. Ainsi, la mode en matière de communication santé pour ces maladies est actuellement à la flore intestinale, le fameux « microbiote », au concept du « deuxième cerveau » et à celui d' « axe cerveau-intestin ». Tous ces concepts sont souvent employés à tort et à travers, mais ils trouvent pourtant leur pleine expression chez des patients qui souffrent de colopathie fonctionnelle.

La prise en charge de la maladie sera bien sûr abordée. Nous expliquerons les différents types de traitements et leur efficacité réelle attendue, en parlant notamment des médicaments classiques, dont les plus prescrits subissent hélas un mouvement de déremboursement accéléré des plus préoccupants. Il m'importe aussi d'aborder le problème du coût de cette maladie. Les patients prennent souvent à leur charge des traitements coûteux, qu'ils soient validés ou non sur le plan scientifique. Lorsqu'il y a une souffrance des malades, les marchands du temple ne sont jamais très loin pour l'utiliser et pour en faire un commerce fructueux…

Ce livre abordera évidemment la place des régimes, car les deux-tiers des patients pensent que l'alimentation peut déclencher ou aggraver leurs symptômes, à tort ou à raison. Au-delà même de l'effet de mode alimenté par les médias et internet pour certains de ces régimes – en attestent les fameux régimes « sans gluten » ou « sans lactose », l'alimentation joue un rôle important pour certains patients. Et il est avéré que certains de ces régimes peuvent parfois réellement les aider. On précisera aussi le principe et les résultats d'autres régimes moins connus comme ceux du régime pauvre en sucres fermentescibles, plus connu sous le nom de « régime pauvre en FODMAPs ».

Les traitements alternatifs auront aussi leur place, même si les médecins qui prescrivent plus facilement des médicaments classiques ont souvent tendance à les ignorer. Dans une large mesure en effet, les patients les utilisent seuls ou en complément d'un autre traitement. Certains de ces traitements, comme l'hypnose, ont pu apporter la preuve de leur efficacité. Pour d'autres traitements, pourtant plus souvent utilisés par les patients, ceci est moins vrai.

La question de la relation médecin-patient, qui est normalement au centre de la prise en charge de toute maladie, sera évoquée. Essentielle dans la prise en charge de la colopathie fonctionnelle, elle est pourtant souvent jugée insuffisante par les patients. Ceci peut s'expliquer par différents facteurs qui tiennent à cette maladie, comme les difficultés du diagnostic ou l'efficacité des traitements.

Le coût global pour la société ou le « fardeau » économique, terme employé dans les articles anglais, est également important à préciser, car les dépenses directes ou indirectes générées par cette maladie sont très importantes. Elles mériteraient à elles seules plus d'intérêt des décideurs de santé afin que, dans l'intérêt de tous, on puisse au final dépenser mieux et moins.

J'ai voulu que dans ce livre soit illustré par des témoignages de patients et aussi des anecdotes personnelles que j'ai pu glaner lors des consultations. Ils permettent de mieux comprendre ce que vivent les patients au quotidien et rendent la lecture plus vivante. Je formule le vœu que certaines lectrices et certains lecteurs, en se reconnaissant dans ces témoignages, se sentiront peut-être moins seuls et qu'ils seront conduits à consulter à nouveau, avec l'espoir retrouvé de voir leur état s'améliorer, chose qu'ils ne pensaient plus possible. Certains de ces témoignages sont aussi le reflet du regard souvent peu empathique des acteurs du système de soin et de la société sur cette maladie.

D'autres aspects qui me sont chers seront également abordés, comme la place d'une association pour aider les patients, le rôle de l'éducation thérapeutique (celle qui consiste à expliquer au patient la maladie, ses mécanismes, ses traitements). Un point sera fait sur l'état actuel de la recherche en France sur cette pathologie.

Je fais un rêve...

Pour reprendre une expression célèbre, la démarche de ce livre est, je l'avoue, un peu militante. Elle se place dans la suite de la création en 2011, avec une de mes patientes, de ce qui reste aujourd'hui la seule association française de patients souffrant de colopathie (Association des Patients Souffrant du Syndrome de l'Intestin Irritable). Le parcours est sans doute long pour changer les choses en profondeur, mais je pense qu'on peut – et on doit – améliorer la prise en charge de cette maladie et la reconnaissance pour les patients qui en souffrent. J'ébaucherai quelques propositions, parmi lesquelles la mise en place d'une véritable éducation thérapeutique, destinée à améliorer la prise en charge des patients et à mieux structurer en France la recherche sur cette maladie.

Il va de soi que ce livre n'a pas pour objet de remplacer une consultation médicale, mais de donner des informations sur la maladie. La lecture de ce livre ne doit d'ailleurs pas forcément être linéaire, de la première à la dernière page. Sa conception et le découpage en chapitres indépendants peut vous permettre de commencer à votre convenance, par exemple par les traitements, ou le retentissement de la maladie, et de lire ensuite les autres chapitres. La table des matières, très détaillée, permet d'ailleurs de circuler facilement dans l'ouvrage pour trouver les informations recherchées.

J'espère que la lecture de cet ouvrage vous permettra, que vous soyez un(e) patient(e) ou bien un proche, conjoint ou parent de malade, de mieux comprendre ce qu'est le syndrome de l'intestin irritable. Pour que puissiez être un acteur de sa prise en charge, et retrouver – ou lui faire retrouver – un peu d'espoir.

Jean-Marc Sabaté

Première partie

À la découverte du tube digestif

Connaître l'anatomie du tube digestif est important pour mieux comprendre sa maladie et le langage des médecins qui la prennent en charge. Composé de différents segments de la bouche à l'anus, le tube digestif a des fonctions mécaniques (de stockage, brassage, propulsion), de digestion (transformation des aliments en nutriments) et d'absorption des nutriments.

Il n'est pas toujours aisé, en consultation ou face à ses compte-rendu d'examens, de comprendre le langage, parfois le jargon, des médecins et des spécialistes. Ces quelques notions d'anatomie du tube digestif vous aideront aussi à mieux comprendre votre corps et votre maladie, et à ne pas la confondre avec d'autres manifestations digestives. Elles vous seront utiles pour dialoguer plus facilement avec le médecin qui vous suit et à identifier quels sont les organes potentiellement à l'origine de vos symptômes. Toutefois, si vous n'êtes pas très féru(e) de biologie ou d'anatomie, ce chapitre préliminaire n'est pas indispensable pour aborder les parties de ce livre consacrées à la colopathie fonctionnelle elle-même : rendez-vous au chapitre 2.

Le rôle du tube digestif

Le tube digestif permet de transformer les aliments en carburant nécessaire au bon fonctionnement de notre organisme. C'est le processus de la digestion, qui consiste en la dégradation des aliments en éléments assimilables par l'organisme : les nutriments. Un ensemble de mécanismes permet ensuite aux différents nutriments de gagner les tissus, *via* la circulation sanguine : c'est l'absorption intestinale. On distingue les macronutriments (glucides, lipides, protéines) et les micronutriments (vitamines, oligoéléments, sels minéraux).

Petit voyage le long du tube digestif

Le tube digestif est composé d'une série d'organes qui se succèdent, totalisant une longueur, une fois les intestins déroulés, d'environ... 8 mètres ! Du haut vers le bas, en partant de la bouche (ou cavité buccale), on trouve : l'œsophage, l'estomac, le duodénum, l'intestin grêle, le côlon, le rectum et l'anus.

Le tube digestif

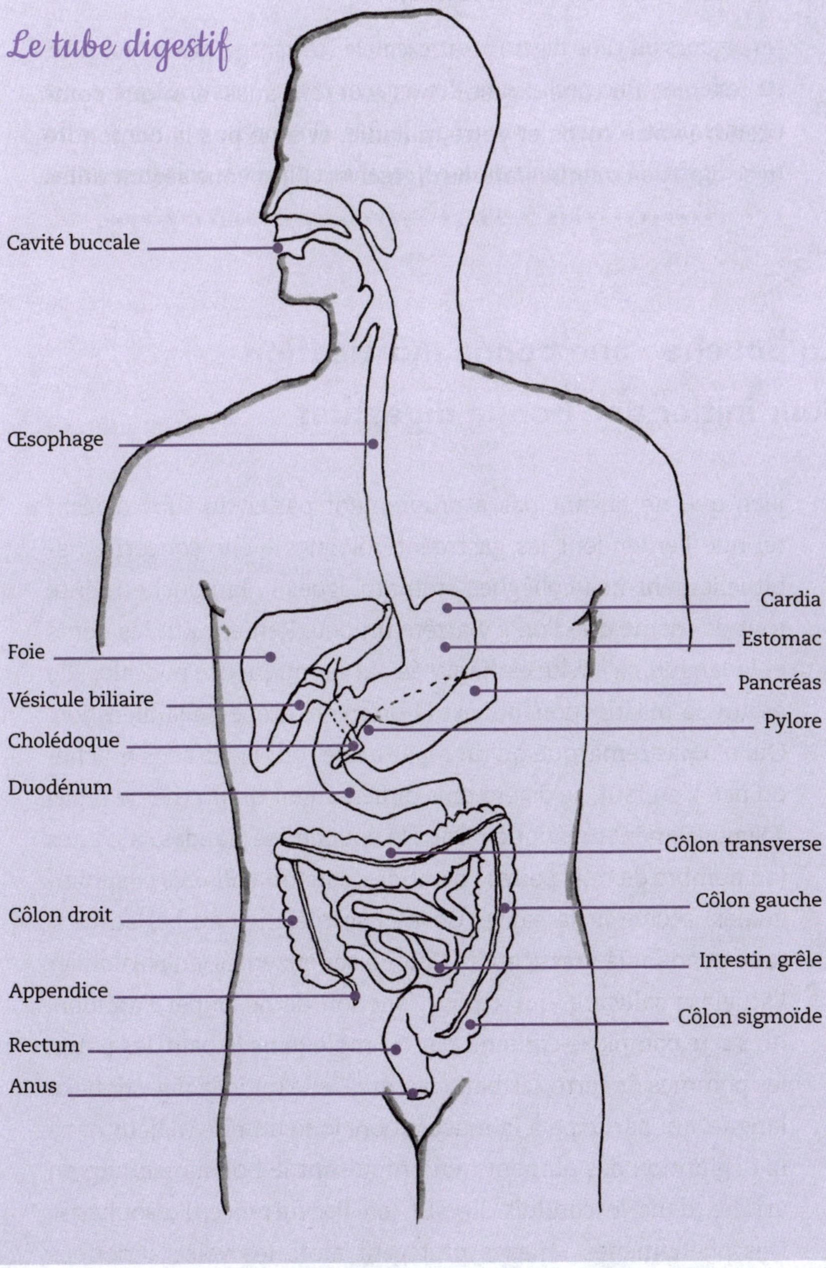

La lumière du tube digestif

Les organes du tube digestif (par exemple l'œsophage, qui est un tube, ou l'estomac, une poche) sont des organes creux – contrairement aux organes plein comme par exemple le foie. On appelle « lumière » du tube digestif la zone centrale de ces organes, où passe le bol alimentaire.

La bouche : une bonne mastication pour initier une bonne digestion

Bien que ne faisant pas à proprement parler du tube digestif tel que l'entendent les gastroentérologues – elle concerne habituellement nos collègues stomatologues –, la bouche mérite tout de même que l'on s'y arrête un peu. Renfermant les dents et la langue, sa cavité est tapissée par la muqueuse buccale. Elle assure la mastication, qui est la première étape de la digestion. Qui n'a pas remarqué qu'un repas avalé tout rond, sans mâcher ou peu s'en faut, se digère plus difficilement qu'un même repas soigneusement mastiqué ? Dans la bouche, les glandes salivaires (au nombre de trois paires : parotides, sous-maxillaires et sublinguales) sécrètent la salive. Celle-ci se mélange au bol alimentaire pendant la mastication. Grâce à ses enzymes (en particulier l'amylase salivaire, qui a pour fonction de découper l'amidon, un sucre complexe contenu par exemple dans le pain, les pâtes, les pommes de terre, les bananes, etc.), elle initie la digestion. La langue, qui participe à la mastication, joue un rôle majeur dans la déglutition des aliments, en propulsant le bol alimentaire en arrière, dans le conduit digestif (en l'occurrence, l'œsophage). Des phénomènes réflexes protègent alors les voies aériennes pour éviter qu'on ne fasse ce que l'on appelle, en langage médical, une fausse route, c'est-à-dire que l'on « avale de travers ».

L'œsophage, un tube jusqu'à l'estomac

L'œsophage relie la bouche à l'estomac. À ses deux extrémités, des muscles circulaires, appelés sphincters, contrôlent son ouverture et sa fermeture : un sphincter supérieur et un sphincter inférieur. La fonction de l'œsophage est de transporter les aliments déglutis (solides et liquides) jusqu'à l'estomac. Cela se fait non grâce à la gravité, mais par les contractions réflexes des muscles de la paroi de l'œsophage. C'est le « péristaltisme œsophagien », qui permet d'envoyer les aliments vers l'estomac même si l'on est la tête en bas et les pieds en l'air ! Le passage des aliments au niveau de l'œsophage ne dure que quelques secondes. Il est le résultat d'actions très coordonnées : dès qu'on avale, des contractions musculaires se succèdent le long de l'œsophage, dont le sphincter inférieur se relâche pour permettre l'entrée des aliments dans l'estomac.

Les muscles lisses du tube digestif

Les contractions des parois du tube digestif, qui permettent de faire avancer le bol alimentaire, sont assurées par des muscles dits lisses (en raison de leur aspect au microscope). Ils ont la particularité d'être commandés uniquement de façon réflexe, sans intervention de la volonté. Ceci les oppose aux muscles dits striés (ceux des jambes, des bras, les pectoraux, les abdominaux, etc.), qui réagissent à la volonté.

Quelques symptômes œsophagiens

L'œsophage peut être concerné par différents troubles. La dysphagie est une gêne ou une sensation de blocage ressentie lors de la déglutition. Elle peut être causée par différentes maladies qui provoquent une perte de la coordination des contractions œsophagiennes, ou par un obstacle situé dans ou à l'extérieur de l'œsophage et qui appuie sur celui-ci, diminuant son diamètre.

Le pyrosis correspond aux fameuses « remontées acides », des sensations de brûlure qui partent du creux de l'estomac pour remonter vers la bouche : il s'agit de remontées d'acide gastrique dans l'œsophage. Les régurgitations sont quant à elles des remontées involontaires du contenu de l'estomac. Elles peuvent donc être de nature alimentaire ou acides selon l'horaire auquel elles se produisent.

L'estomac, une poche à acide

En forme de poche, l'estomac possède une paroi épaisse et musculeuse. Il comporte plusieurs zones anatomiques (cardia, grosse tubérosité, fundus ou corps de l'estomac, antre et pylore), chacune assurant des fonctions spécifiques. Ainsi le cardia correspond-il à l'entrée de l'estomac, alors que le pylore est un sphincter qui fait la jonction entre l'estomac et le duodénum.

Outre sa fonction digestive, l'estomac a aussi a une fonction de stockage des aliments dans sa partie haute (grosse tubérosité). Il génère également, par différents mécanismes, la sensation de satiété, qui a pour but de limiter la prise alimentaire.

L'estomac produit environ 1 litre par jour de liquide, le suc gastrique. Ce suc est essentiellement composé d'acide chlorhydrique, produit par des cellules spéciales de la muqueuse gastrique. L'acide chlorhydrique est important pour la digestion des protéines : d'une part il initie leur découpage, d'autre part il active la pepsine, une enzyme qui a pour rôle de dégrader les protéines, et qui ne fonctionne qu'en milieu acide.

Du temps pour déclencher la satiété

On estime qu'il faut environ 20 minutes, après le début du repas, pour ressentir une satiété globale permettant d'interrompre la prise alimentaire et donc de terminer le repas. Ceux qui mangent trop vite ingèrent plus d'aliments qu'ils ne l'auraient fait si ce mécanisme avait eu le temps de se mettre en place, ce qui peut favoriser la prise de poids et l'obésité. Il est donc conseillé de manger lentement, en mastiquant bien et en posant ses couverts régulièrement !

L'estomac assure aussi une fonction de brassage et de mélange des aliments, afin de réduire leur taille et, ainsi, favoriser leur digestion. Grâce à ses contractions, qui ont lieu au rythme de 4 à 5 par minute, il permet la progression du bol alimentaire et son passage dans le duodénum (c'est la « vidange gastrique »). Les liquides sortent plus vite de l'estomac que les autres aliments, et les protéines et les sucres sont évacués plus vite que les lipides (graisses).

Quelques symptômes gastriques

L'estomac peut générer divers symptômes tels que des douleurs. Il est aussi en cause dans les nausées et les vomissements. Ces derniers propulsent le contenu de l'estomac vers l'œsophage et ensuite par la bouche sous l'effet des contractions stomacales (souvent ressenties de manière spasmodique et douloureuse). Ceci les distingue des régurgitations, qui surviennent de manière passive.

Les éructations (ou rôts dans le langage familier) correspondent à l'expulsion de gaz par la bouche. Le gaz contenu dans l'estomac est du gaz qui a été avalé, car cet organe n'en produit pas. Il peut notamment provenir de boissons gazeuses ingérées en grandes quantités, ou d'air avalé involontairement pendant le repas. C'est d'ailleurs le sens littéral de l'aérophagie : « manger de l'air » (du grec *aeros*, air, et *phagein*, manger). Ce phénomène se produit plus facilement chez les gens qui mangent très vite (une raison de plus pour manger lentement !).

L'estomac peut aussi être à l'origine des sensations de digestion lente, de satiété précoce (avoir l'impression que l'estomac est rempli après seulement 3 bouchées), de plénitude gastrique, de distension gastrique si l'on a trop mangé, ou encore provoquer des sensations de malaise accompagnées de somnolence après les repas. Ces troubles peuvent survenir quand l' « élasticité » (on parle de compliance) est anormale, quand la vidange gastrique (sortie des aliments de l'estomac) est ralentie, ou bien en cas d'« hypersensibilité » – comme dans la colopathie –, lorsque l'estomac est ressenti comme distendu même en n'ayant que peu mangé.

Le duodénum, un véritable carrefour

La partie moyenne du duodénum est très importante sur le plan anatomique et fonctionnel, car elle joue le rôle d'un véritable carrefour où se branchent les circuits provenant d'autres organes intervenant dans la digestion : le foie, la vésicule biliaire et le pancréas. Le duodénum est le premier lieu d'absorption de certains éléments importants, comme le fer contenu dans les aliments. D'autres éléments capitaux comme l'acide folique (ou vitamine B9, nécessaire à la formation des globules rouges ainsi qu'au bon déroulement de la grossesse) sont aussi absorbés dans cette zone.

Le foie, une usine à protéines

Le foie a un grand nombre de fonctions essentielles et vitales. Pour schématiser, on peut dire qu'il s'agit d'une grande usine qui produit tout un ensemble de protéines, utiles par exemple à la coagulation du sang. Il sert aussi d'organe de détoxification, en métabolisant l'alcool, les médicaments, etc. Au niveau digestif, le foie produit la bile, qui renferme les acides biliaires (ou sels biliaires), nécessaires entre autres à la digestion des lipides ou graisses. Le foie en lui-même provoque rarement des douleurs, car il est peu innervé en-dehors de son enveloppe extérieure.

La vésicule biliaire, organe de stockage

La vésicule biliaire stocke de la bile entre deux repas : la bile nouvellement fabriquée par le foie est transportée par un système de canaux jusqu'à la vésicule biliaire, qui la concentre et la conserve. Lorsqu'on mange, la distension de l'estomac et l'arrivée de protéines et de lipides dans le duodénum stimulent la production d'une hormone appelée cholécystokinine, qui provoque la contraction de la vésicule biliaire. Celle-ci propulse alors son contenu dans le canal cholédoque, qui est raccordé au niveau du duodénum.

Le pancréas et le suc pancréatique

Le pancréas fabrique le suc pancréatique. Celui-ci est libéré dans le canal pancréatique, qui débouche lui aussi sur le duodénum. Ce suc renferme différentes enzymes nécessaires à la digestion des aliments : des lipases, chargées de découper les lipides, des protéases, pour les protéines, et des amylases, pour les sucres complexes. Il contient également des bicarbonates, qui ont pour rôle de neutraliser l'acidité du contenu de l'estomac juste déversé dans le duodénum.

Le pancréas assure par ailleurs la synthèse d'hormones comme l'insuline, qui passe dans le sang et joue un rôle essentiel dans le contrôle du taux de sucre dans le sang (la glycémie).

Quelques troubles pancréatiques

L'atteinte du pancréas peut provoquer une diarrhée graisseuse (stéatorrhée) en cas de trouble de la production de suc pancréatique. Si c'est la fabrication d'insuline qui est touchée, elle peut être à l'origine d'un diabète.

L'intestin grêle, 250 mètres carrés de surface absorption

L'intestin grêle est l'organe le plus long du tube digestif : il mesure, selon les individus, entre 3 et 6 mètres de long ! Il est composé de deux parties :

- le **jéjunum**, qui vient juste après le duodénum,
- l'**iléon**, qui se raccorde au côlon.

La paroi interne de l'intestin grêle est formée de très nombreux replis, les villosités. Celles-ci ont pour rôle d'augmenter la surface de contact avec le milieu intérieur où circulent les nutriments issus de la digestion, la multipliant par 10. C'est dans l'intestin grêle que sont absorbées de nombreuses vitamines : la vitamine A utile pour la vision, la vitamine D qui permet au calcium de se fixer sur les os, la vitamine E qui joue un rôle d'antioxydant, la vitamine K qui sert notamment dans les phénomènes de coagulation, et la vitamine B12, essentielle pour la fabrication des globules rouges. La partie terminale de l'intestin grêle assure aussi la réabsorption de 95 % des acides biliaires, une fois qu'ils ont servi à digérer les graisses.

Le côlon, pour le confort digestif

Le côlon mesure environ 1,50 m de long. Sa fonction principale est la réabsorption d'eau dans les résidus de la digestion, ce qui limite le volume des selles. C'est donc un organe qui est utile pour le « confort digestif », en ajustant le nombre et la consistance des selles, mais ce n'est pas un organe vital. Ainsi, on peut très bien vivre après une ablation d'une partie plus ou moins grande du côlon (colectomie). Cependant cette intervention est associée à un certain nombre d'inconvénients, le plus souvent à un nombre augmenté de selles.

La flore intestinale, ou microbiote intestinal

Le tube digestif, notamment l'intestin grêle et plus encore le côlon, renferme un grand nombre de bactéries (entre 500 et 1000 espèces différentes), qui forment ce que l'on appelle le microbiote intestinal, autrefois plus connu sous le nom de flore intestinale. L'ensemble de ces milliards de bactéries (plus nombreuses que les cellules qui composent le corps humain !) pèse environ 1 kg. Le microbiote contribue à la conversion des aliments en nutriments et à la synthèse de certaines vitamines. Il produit aussi des gaz par fermentation des glucides non digestibles, à l'origine des flatulences. Il joue également un rôle dans la protection de l'organisme contre les infections. Nous en reparlerons...

Le rectum et l'anus

Le rectum est le dernier segment du tube digestif. Mesurant entre 13 et 15 cm de long, il est situé en continuité du côlon et a la forme d'une ampoule : on parle d'ailleurs aussi d'« ampoule rectale ». Le rectum a pour rôle l'évacuation des selles. Il est généralement vide entre deux évacuations (sauf chez des personnes constipées). L'arrivée de selles crée une distension qui déclenche la sensation de besoin et nous donne le signal qu'il va falloir trouver des toilettes. En général, comme le rectum a une certaine élasticité, son volume s'adapte à la quantité de selles présentes, ce qui fait disparaître cette sensation et nous permet de différer la défécation si le moment n'est pas opportun. Le rectum se pour-

Les mouvements d'eau quotidiens le long du tube digestif

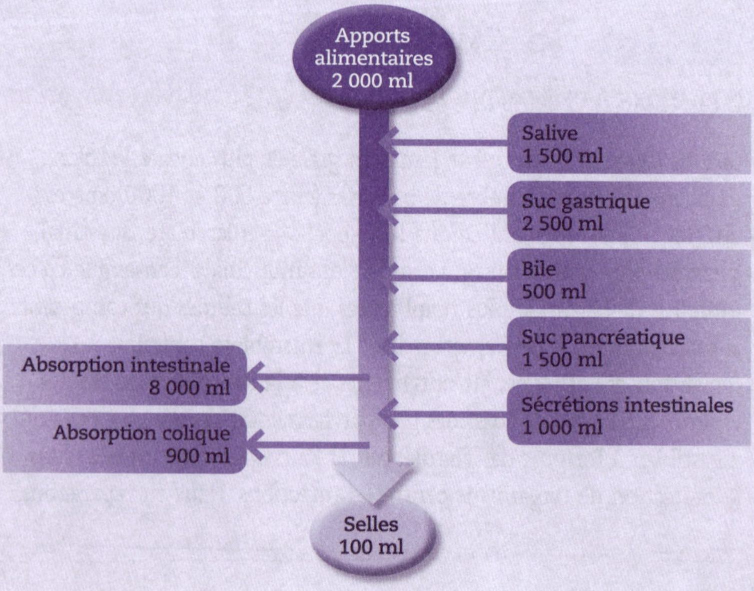

suit par l'anus, ou canal anal, qui mesure environ 3 cm de long. Il représente le dernier segment du tube digestif avant la zone extérieure, constituée de peau. Le rectum est fermé par deux sphincters concentriques – un sphincter interne et un sphincter externe – qui assurent la continence des selles (ils permettent de retenir les selles) et qui sont sollicités lors de la défécation. Le sphincter interne est fait de muscle lisse. Il ne peut pas être commandé par la volonté et réagit de manière réflexe. Le sphincter externe est quant à lui un muscle strié qui peut être commandé par la volonté (on peut volontairement contracter l'anus).

Lors de la défécation, les muscles de l'ampoule rectale se contractent, l'angle que fait le rectum avec l'anus s'efface (rectum et anus se trouvent ainsi dans le même axe), et les sphincters anaux se relaxent pour permettre la sortie des selles.

Quelques troubles anaux

L'anisme est une contraction involontaire de l'anus lors de la poussée pour évacuer des selles (ce qui revient à pousser sur une porte fermée), ce qui favorise la constipation. En cas de dysfonctionnement ou de déchirure des sphincters anaux, il peut y avoir, au contraire, incontinence aux selles. Ce problème est provoqué notamment par certaines interventions chirurgicales et, chez la femme, par des grossesses avec des poids de naissance élevés, un travail long et difficile et/ou l'utilisation de forceps ou de ventouses pour extraire le bébé.

L'anus aussi se rééduque

Le sphincter externe de l'anus étant un muscle strié à commande volontaire, il peut être rééduqué en cas d'anisme, pour lui permettre de se relâcher au moment de la défécation. À l'inverse, il peut être remusclé en cas d'incontinence fécale.

Deuxième partie

Une vraie maladie et ses symptômes

Le syndrome de l'intestin irritable (SII), ou colopathie fonctionnelle, est une vraie maladie. Elle associe différents symptômes comme des douleurs abdominales, des troubles du transit (constipation, diarrhée ou alternance des deux), des ballonnements et des flatulences. Selon l'importance des symptômes et la sévérité de la maladie, elle peut avoir un impact important sur la qualité de vie.

Affirmons-le haut et fort : la colopathie fonctionnelle, ou syndrome de l'intestin irritable (SII) est une maladie à part entière. Ce point est particulièrement important à souligner car, bien que fréquent, ce syndrome est souvent nié, et son nom rarement prononcé par les médecins généralistes, voire par les spécialistes gastroentérologues. Il n'est pas rare que des patients venus me consulter m'annoncent en introduction : « je pense que je souffre de colopathie fonctionnelle ». Il s'avère dans ce cas que ce n'est pas leur médecin qui a posé ce diagnostic : ces patients m'expliquent – et peut-être est-ce votre cas également – qu'ils ont subi divers examens aux résultats normaux, et que les médecins consultés leur ont déclaré : « Vous n'avez rien ». Continuant à souffrir, ils ont fait des recherches sur Internet, et ont fini par se reconnaître dans la colopathie fonctionnelle, parfois en tombant sur le site de l'Association des patients souffrant du syndrome de l'intestin irritable (APSSII[1]). Dans la première enquête que nous avons faite avec cette association, nous avons cherché à savoir comment s'était fait le diagnostic : dans 10 % des cas, ce sont les patients eux-mêmes qui ont reconnu la maladie.

Une maladie, différents noms

Cette maladie difficilement reconnue par le corps médical est désignée par plusieurs noms : colopathie fonctionnelle, côlon irritable ou encore colite spasmodique. Dans les pays anglo-saxons, on parle de « irritable bowel syndrome » (IBS en abrégé). La désignation française « syndrome de l'intestin irritable » (SII) en est une traduction.

1. www.apssii.org

Des examens normaux, mais des symptômes bien présents

Le syndrome de l'intestin irritable (SII) est classé dans les troubles digestifs fonctionnels. Ceux-ci se définissent par la normalité des examens, par opposition à ce que les médecins appellent des troubles « organiques » (c'est-à-dire associés à des lésions des organes, décelables par les examens), et qu'ils considèrent plus facilement comme de « vraies » maladies. Le SII associe différents symptômes, présents de façon variable suivant les individus, et dessinant un tableau propre à chacun. Ainsi, dans cette maladie, comme dans les troubles organiques, chaque patient est unique.

Des douleurs abdominales plus ou moins intenses

Présentes dans 90 à 100 % des cas, elles sont le « maître symptôme » de la maladie. On parle de « douleurs abdominales » ou d'« inconfort digestif » en fonction de l'intensité de la douleur, qui peut varier d'un jour à l'autre et au cours de la même journée. Une étude de 2011 réalisée aux États-Unis et en Europe montre que les malades présentent en moyenne 6 épisodes douloureux par mois, chacun d'une durée d'environ 3 heures, et d'une intensité moyenne évaluée à 7 sur 10. Bien évidemment, dans la pratique, la fréquence des épisodes douloureux est très variable. Certains souffrent de douleurs quotidiennes, d'autres ont mal quelques jours par semaine ou par mois. La maladie peut entraîner des troubles du sommeil. Si, le plus souvent, les douleurs n'empêchent pas de dormir, cela peut quand même arriver, et il est alors difficile de trouver le sommeil.

Comment qualifier ces douleurs ? Contrairement aux maladies « organiques », le vocabulaire français, d'ordinaire si riche et précis, est ici de peu d'utilité. Par exemple, dans les douleurs dites « neuropathiques » (dont l'on peut souffrir en cas de diabète ou de maladies neurologiques), leur description sert au diagnostic. On parle ainsi de douleurs de type brûlures, de sensation de décharges électriques, d'une impression d'avoir des fourmis sous la peau. Rien de tel dans la colopathie, où le type de douleur varie selon les patients et n'est pas spécifique. Le terme qui revient le plus souvent est peut-être celui de spasme – on qualifiait d'ailleurs autrefois cette maladie de colite spasmodique. Mais les douleurs ressenties peuvent aussi évoquer des « coups de couteau », une « pesanteur », une « piqûre », une « torsion », ou encore une « brûlure ». La localisation de la douleur n'est pas non plus spécifique de la colopathie. Elle peut intéresser tous les quadrants de l'abdomen (voir schéma p. 55), et peut se déplacer. On parle même de « douleur à bascule », quand elle se localise tantôt à droite, tantôt à gauche. Elle peut aussi se diffuser à tout l'abdomen ou suivre le parcours du côlon. Toutefois, le fait qu'elles soient parfois soulagées par l'émission des selles ou par l'évacuation des gaz constitue une des caractéristiques importante des douleurs associées à la colopathie fonctionnelle.

Des troubles du transit

Dans la colopathie fonctionnelle, le transit est modifié : le patient peut souffrir de constipation, de diarrhée, d'une alternance des deux, ou de formes difficiles à classer quand le transit se modifie trop souvent.

Pour définir le type de troubles du transit, on utilise actuellement une échelle de consistance des selles appelée « échelle de Bristol », car elle a été développée par des gastroentérologues

Échelle de Bristol

TYPE 1	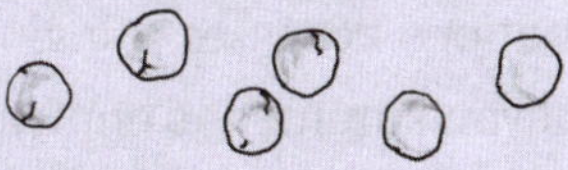	Selles dures et morcelées (en billes) d'évacuation difficile
TYPE 2	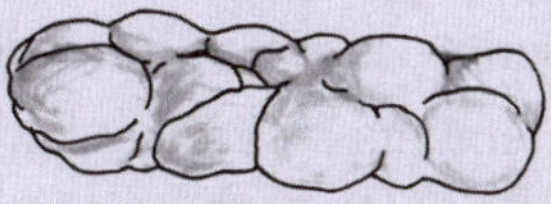	Selles dures, moulées en saucisse et bosselées
TYPE 3	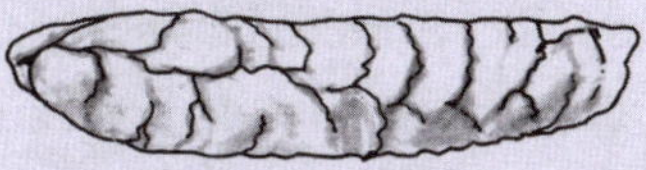	Selles dures, moulées en saucisse à surface craquelée
TYPE 4	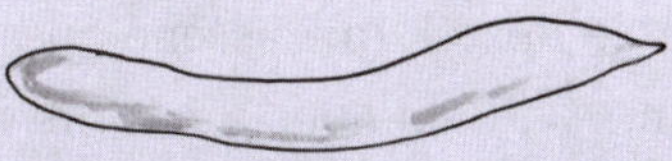	Selles molles mais moulées en saucisse (ou serpentin)
TYPE 5	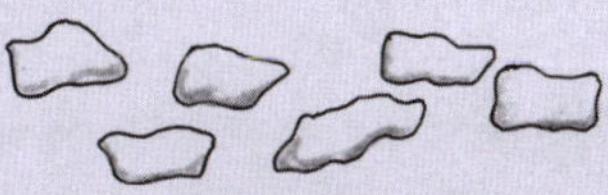	Selles molles morcelées, à bords net et d'évacuation facile
TYPE 6	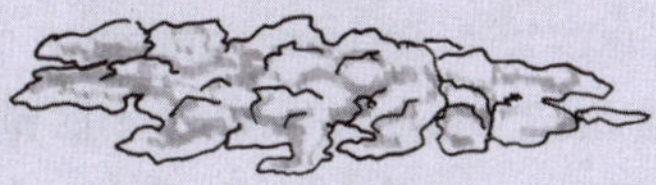	Selles molles morcelées à bords déchiquetées
TYPE 7	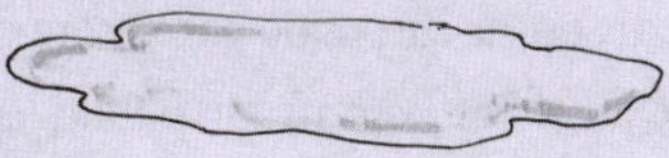	Selles totalement liquides

britanniques dans la ville de Bristol. Cette échelle représente les différents types de selles, classés en 7 catégories facilement identifiables, allant de selles sous forme de petites billes associées à une constipation évidente à des selles complètement liquides dans le cas des diarrhées. Cette échelle très pragmatique et concrète est employée dans les études et aussi par certains gastroentérologues avec leurs patients. Je l'utilise moi-même lors de chaque consultation. Au-delà de ses aspects pratiques, elle me permet aussi de « briser la glace » lorsqu'il s'agit de parler concrètement des problèmes rencontrés par mes patients. Cela donne lieu parfois à des situations cocasses. Ainsi, un jour, le conjoint d'une patiente, qui devait sûrement s'ennuyer pendant mon interrogatoire (la première consultation est souvent très longue pour bien définir l'histoire du patient, ses antécédents, les examens réalisés, les traitements essayés et leur efficacité) s'est assoupi, et brutalement réveillé alors que je demandais à son épouse de me décrire ses selles. Aussitôt, il s'est senti concerné et m'a spontanément montré les siennes du doigt sur la fiche. Un autre jour, le conjoint d'une autre patiente, me voyant sortir de ma poche mon échelle de Bristol, m'a asséné que je faisais « vraiment un métier de m... » ! Cela nous a fait rire et nous a permis de parler de choses plus sérieuses ensuite.

Comment allez-vous ?

L'expression « *Comment allez-vous ?* », qui est d'usage quand on rencontre une connaissance, faisait à l'origine référence au transit intestinal et aux selles, qui étaient considérés comme le reflet de la santé. Traduisez : comment allez-vous... à la selle ? Cette expression remonterait au Moyen Âge, mais on ne disposait pas encore de l'échelle de Bristol ! Louis XIV faisait aussi ses besoins en public, en robe de chambre sur une chaise percée (appelée « chaise d'affaires »), devant ses médecins, chirurgiens, intendant et quelques gentilshommes.

La constipation

En utilisant l'échelle de Bristol, on définit les formes de colopathie à constipation prédominante lorsque les selles sont du type 1 ou 2 plus de 25 % du temps, et du type 6 ou 7 moins de 25 % du temps. D'autres éléments peuvent aussi permettre de définir une constipation :

- un nombre de selles inférieur à 3 par semaine,
- des efforts importants de poussée lors des selles,
- une sensation d'évacuation incomplète après la selle, obligeant souvent à retourner aux toilettes peu de temps après une première selle.

Des passages de mucus (semblables à des glaires qui ont l'aspect de blanc d'œuf non cuit) peuvent aussi traduire une constipation. Il s'agit de débris cellulaires (correspondant au renouvellement normal des cellules du tube digestif, qui ont une durée de vie limitée) et de secrétions accumulées au-dessus d'un bouchon de selles dures.

Chez des patients très constipés qui ont l'impression que les selles sont bloquées en bas, l'interrogatoire peut aussi permettre de découvrir ce qu'ils ont du mal à me confier : la nécessité pour eux d'effectuer diverses manœuvres pour aider les selles à sortir. Il peut s'agir d'exercer une pression avec les doigts (sur le ventre, autour de l'anus, ou au niveau du vagin pour les femmes). Cela peut aller jusqu'à la nécessité d'extraire les selles avec les doigts, ce qui procure souvent un sentiment de honte et n'est de ce fait jamais évoqué de manière spontanée. C'est pourquoi votre médecin peut être amené à vous poser la question sans détour, de manière précise, dans le but d'améliorer votre prise en charge.

La diarrhée

Si l'on se réfère à l'échelle de Bristol, la diarrhée est établie par des selles de type 6 ou 7 plus de 25 % du temps, et du type 1 ou 2 moins de 25 % du temps. Elle se définit aussi par :

- des selles trop fréquentes (plus de 3 par jour),
- des selles urgentes.

Ce caractère d'urgence, ou impériosité, peut avoir un impact important sur la qualité de vie. Si l'envie d'aller à la selle ne peut être différée, même quelques minutes, sous peine de risquer un épisode d'incontinence, il peut s'ensuivre le développement d'une « laxophobie », la peur de ne pas arriver à temps aux toilettes. Elle s'accompagne souvent d'un « syndrome de recherche des toilettes », avec la recherche systématique de la présence de lieux d'aisances en arrivant dans un endroit inconnu.

Lors de la consultation, votre gastroentérologue vous demandera aussi si la diarrhée apparaît dès le matin au réveil, ou si elle est associée aux repas : on parle dans ce cas de diarrhée post-prandiale. On la qualifie de précoce si elle survient moins de 30 minutes après la fin du repas. Afin de mieux évaluer cette accélération excessive du transit, il pourra vous être demandé de préciser si les selles contiennent des aliments non digérés (provenant du repas précédent), tels que, par exemple, des grains de maïs.

Fausse diarrhée

Certaines personnes qui se plaignent de diarrhée avec des selles fréquentes et parfois liquides souffrent en fait de constipation, avec accumulation de selles molles au-dessus d'un « bouchon » de selles dures.

Des ballonnements

Bien qu'ils ne soient pas inclus dans la définition actuelle de la colopathie fonctionnelle, les ballonnements sont présents dans la quasi-totalité des cas. Une enquête en ligne menée en 2013 auprès des patients de l'APSSII a montré que 92 % des patients en souffrent. Ces ballonnements sont d'intensité variable – celle-ci est prise en compte pour déterminer la sévérité de la maladie – et peuvent être particulièrement gênants. Ils sont le plus souvent augmentés après les repas, mais peuvent être aussi présents à distance de ces derniers. Ils peuvent être visibles et obliger à desserrer sa ceinture ou se changer pour adopter des vêtements plus amples. Ils sont parfois très importants, comme chez cette patiente qui m'a confié un jour qu'on lui propose parfois de s'asseoir dans le métro, parce qu'on la pense enceinte. Les ballonnements, qui accompagnent souvent les douleurs, peuvent être en partie soulagés par l'émission de gaz ou de selles.

Des flatulences

Les flatulences (ou « pets ») font également partie des symptômes fréquents et gênants, bien qu'elles ne soient pas non plus incluses dans la définition du SII. Lorsqu'elles sont importantes et fréquentes, elles peuvent limiter la vie sociale et entraîner une gêne dans la vie professionnelle ou personnelle, en raison des odeurs et des bruits qui les accompagnent. Certains patients sont aussi gênés par les « borborygmes », ces gargouillis audibles à distance, causés par la circulation d'air et de liquide dans le tube digestif – comme dans un siphon.

Avoir des gaz, c'est normal !

L'air avalé et non éliminé par les éructations, combiné aux gaz produits par l'activité de certaines bactéries de notre côlon (hydrogène, méthane, dioxyde de carbone, sulfure d'hydrogène) est expulsé régulièrement *via* le rectum. Des études rapportent que le nombre de gaz normalement émis par un individu est en moyenne de 12 à 25 par jour, et leur volume total de l'ordre d'un litre.

Une maladie, différents degrés de sévérité

La colopathie fonctionnelle n'est pas une maladie uniforme : elle présente des degrés de sévérité très variables. Le degré de sévérité impacte non seulement la qualité de vie, mais aussi le recours aux soins, car certains patients consultent plus que d'autres.

L'évaluation de cette sévérité se fait à l'aide de différentes échelles qui ont été développées spécifiquement, comme le score IBS-SSS (*Irritable Bowel Syndrome Severity Scoring System*, « système d'évaluation de la sévérité du syndrome de l'intestin irritable »), mis au point par le Dr Cy Francis, d'une équipe anglaise de Manchester, en 1997. Ce score prend en compte plusieurs paramètres :

- les douleurs : nombre de jour avec douleurs sur les 10 derniers jours, et leur intensité de 0 à 100 ;
- les ballonnements, avec leur intensité, notée par le patient de 0 à 100 ;
- un indice de satisfaction pour les selles : de 0 si le transit est normal, à 100 en cas de difficultés extrêmes ;
- l'impact de la maladie sur les activités quotidiennes (de 0 à 100 également).

En fonction du score obtenu, on peut classer les patients en trois catégories :

- les formes minimes, de 75 à 175,
- les formes de sévérité moyenne, de 175 à 300,
- les formes sévères, au-delà de 300.

L'utilisation de ce score peut aussi permettre de mesurer l'impact d'un traitement sur la maladie. Lorsque le score redevient inférieur à 75 points, le patient est considéré comme en rémission.

Si vous souffrez ou pensez souffrir du syndrome de l'intestin irritable, le questionnaire ci-contre vous permettra de déterminer dans quelle catégorie vous vous situez actuellement. Reportez les résultats dans la case score, puis faites l'addition du total des cases dans la dernière case grise.

Score composite de Francis

SCORE

1. a. Souffrez-vous actuellement de douleurs abdominales (douleurs au ventre) ? ☐ OUI ☐ NON *Entourez la réponse*

b. Si oui, quelle est l'intensité de ces douleurs abdominales ?
Veuillez l'indiquer à l'aide d'une croix placée sur la ligne ci-dessous :

0				100 %
Aucune douleur	Douleurs peu intenses	Douleurs assez intenses	Douleurs intenses	Douleurs très intenses

☐

c. Veuillez indiquer le nombre de jours au cours desquels vous souffrez sur une période de 10 jours.
Ex. Si votre réponse est 4, cela signifie que vous souffrez 4 jours sur 10.
Si vous souffrez tous les jours, inscrivez le chiffre 10.
Nombre de jours au cours desquels vous souffrez : .... sur 10 ☐

2. a. Souffrez-vous actuellement de problèmes de distension abdominale* (ballonnements, ventre gonflé, tendu) ?
*(*Si vous êtes une femme, ne tenez pas compte des problèmes de distension dus à vos règles)*
☐ OUI ☐ NON *Entourez la réponse*

b. Si oui, quelle est l'intensité de ces douleurs abdominales ?

0				100 %
Aucune Distention	Distention peu importante	Distention assez importante	Distention importante	Distention très importante

☐

3. Dans quelle mesure êtes-vous satisfait(e) de la fréquence à laquelle vous allez habituellement à la selle ?

0				100 %
Totalement satisfait(e)	Très satisfait(e)	Assez satisfait(e)	Pas satisfait(e)	Pas du tout satisfait(e)

☐

4. Dans quelle mesure votre syndrome du côlon irritable affecte-t-il ou perturbe-t-il votre vie en général ?

0			100 %
Pas du tout	Pas beaucoup	Assez	Totalement

☐

Comment pose-t-on le diagnostic du syndrome de l'intestin irritable ?

Établir le diagnostic de la colopathie fonctionnelle est un problème en soi, car les symptômes ne sont pas spécifiques, et il n'existe pas d'examen qui permette d'affirmer la maladie. Les critères diagnostiques actuels font intervenir l'ancienneté (plus de 6 mois) et la fréquence des symptômes (plus de 3 jours par mois au cours des 3 derniers mois), en ne retenant que les douleurs abdominales et les troubles du transit. Malheureusement, en pratique, ces critères sont peu connus et peu utilisés par les médecins. Certains « signaux d'alarme » poussent à réaliser des examens pour éliminer d'autres maladies, mais peu d'examens devraient en fait être réalisés.

Dans cette maladie, le problème du diagnostic est crucial, et participe à la difficulté de la prise en charge. Contrairement à d'autres maladies digestives, il n'existe en effet aucun test diagnostique. Aucune anomalie de prise de sang, de coloscopie ou d'examen radiologique ne permet d'affirmer une colopathie fonctionnelle. De ce fait, beaucoup de médecins, face à ces examens normaux, vous diront sans doute : « vous n'avez rien ». Ce qui devrait être une bonne nouvelle n'en est pas forcément une pour vous, qui continuez à souffrir... En outre, certains médecins tendent à vous suggérer que « c'est dans votre tête » – comme l'ont ressenti les deux-tiers des patients qui ont participé à l'enquête de l'APSSII. Cependant, même quand votre médecin envisage un syndrome de l'intestin irritable, il peut hésiter à l'énoncer par manque de certitude, et parce que les explications sont complexes et longues à donner. Peut-être cela vous est-il arrivé et avez-vous consulté un autre médecin – ce « nomadisme médical » est très fréquent au cours du SII.

La part belle à l'interrogatoire

Dans la colopathie fonctionnelle, plus que dans beaucoup d'autres maladies digestives, l'interrogatoire, lors de la première consultation doit retracer avec précision vos antécédents, votre mode de vie, les circonstances d'apparition de votre maladie, la fréquence, la durée d'évolution de vos symptômes et leur intensité. Ainsi, lorsque je rencontre pour la première fois un nouveau patient, j'ai besoin de prendre connaissance des examens qui ont déjà être réalisés, afin de ne pas les prescrire à nouveau. Lors de cette première consultation, votre médecin doit aussi réaliser un examen clinique pour rechercher d'éventuels signes organiques.

Un problème de temps

Pour pouvoir évoquer le diagnostic de syndrome de l'intestin irritable avec un certain degré de confiance, et sans même parler du temps consacré à donner des explications sur la maladie ou à faire des propositions de traitement et de prise en charge, la première consultation doit être relativement longue. Pour différentes raisons tenant à la pratique de la médecine actuelle, ce temps peut faire défaut à des généralistes débordés ou à des gastroentérologues, pour lesquels cette activité de consultation est moins valorisée que la pratique des coloscopies.

Quels sont les critères diagnostiques du SII ?

Le diagnostic se fonde sur une association de divers symptômes, en prenant en compte leur ancienneté et leur fréquence. Ces critères ont été révisés plusieurs fois au cours des dernières années. Il y a d'abord eu, à partir de 1978, les critères de Manning (proposés par A. Manning et son équipe) puis, quelques années plus tard, le score de Kruis (mis au point en 1984 par Wolfang Kruis et ses collaborateurs), dont le but était de différencier les maladies intestinales fonctionnelles des maladies organiques. Ces tentatives ont été remplacées à partir de 1992 par les critères de Rome, établis par une commission internationale d'experts se réunissant dans la capitale italienne. Ces critères ont eux-mêmes été révisés plusieurs fois, et nous en sommes à leur troisième version (Rome III, 2006). Une quatrième est en préparation.

Les critères de Rome III

Les symptômes

Selon les critères de Rome III, la colopathie fonctionnelle correspond à l'association de douleurs abdominales et/ou d'un inconfort digestif (sensation abdominale désagréable non douloureuse), avec 2 des 3 critères suivants :

- une amélioration des symptômes par la défécation,
- une modification de la fréquence des selles,
- une modification de leur consistance.

Leur durée

Pour que votre médecin puisse évoquer une colopathie fonctionnelle, vos symptômes doivent être présents depuis au moins 6 mois. Cependant, chez la plupart des patients, cette durée est beaucoup plus longue, notamment en raison du temps mis par le corps médical à identifier le problème. Certains patients me rapportent même parfois qu'ils ont cela « depuis toujours ».

Leur fréquence

Compte tenu du caractère peu spécifique des symptômes, le critère de fréquence est également important : pour entrer dans le cadre d'un SII, vous devez avoir ressenti vos douleurs au minimum 3 jours par mois dans les 3 derniers mois. Ce critère n'est pas non plus très strict, car beaucoup de patients ont des douleurs beaucoup plus fréquentes. Plusieurs études ont rapporté une fréquence moyenne de symptômes de 7 jours par mois.

La consistance des selles

Votre transit entre également dans le diagnostic. L'échelle de consistance des selles de Bristol (voir p. 41) est utilisée pour définir quatre sous-types de SII :

- avec constipation prédominante (SII-C) ;
- avec diarrhée prédominante (SII-D) ;
- formes mixtes alternant diarrhée et constipation (SII-M) ;
- formes difficiles à caractériser en l'absence de critères suffisants selon l'échelle de Bristol (SII non spécifié).

Des critères malheureusement mal connus

En pratique, les critères de Rome sont peu utilisés. Dans une enquête française présentée en 2014, seulement 25 % des généralistes étaient au courant cette définition. Même les gastroentérologues ne la connaissent pas tous : seuls 82 % d'entre eux sont au fait de ces critères. Cette méconnaissance génère souvent la prescription d'examens supplémentaires qui servent autant à rassurer le patient que le médecin. Cependant, bien que les médecins n'utilisent pas souvent cette définition « exacte », ils se fondent, pour avancer un diagnostic de SII, sur l'association de douleurs abdominales, de ballonnements, de troubles du transit de caractère chronique ou récurrent, le tout avec un examen clinique et un bilan normaux.

Les critères de Rome III

- **Douleur abdominale ou inconfort digestif** survenant au moins 3 jours par mois dans les 3 derniers mois

Au moins 2 des critères suivants :

- amélioration par la défécation
- survenue associée à une modification de la fréquence des selles,
- survenue associée à une modification de la consistance des selles

Définition du type de transit :

- SII-C (constipation prédominante) : Bristol 1-2 ≥ 25 % du temps et Bristol 6-7≤ 25 % du temps
- SII-D (diarrhée prédominante) : Bristol 6-7 ≥ 25 % du temps et Bristol 1-2 ≤ 25 % du temps
- SII-M (alternance diarrhée-constipation) : Bristol 1-2 25 % du temps et Bristol 6-7 25 % du temps
- SII non spécifié : absence de critères suffisants pour répondre aux critères du SII-C, SII-D ou SII-M

On recherche autre chose si…

Compte tenu de l'absence de test pour établir le diagnostic avec certitude, et de la possibilités de confusions avec d'autres maladies potentiellement plus graves, votre médecin recherchera toujours, en consultation, des « signaux d'alarme » (en anglais, des *red flags*, ou drapeaux rouges). La découverte d'un de ces signes doit le conduire à demander d'autres examens. Il s'agit notamment de la présence de sang (rouge ou noir) dans les selles, d'un amaigrissement, et d'antécédents familiaux de cancer du côlon (existence de la maladie dans la lignée familiale directe) ou de polypes. L'apparition des symptômes à plus de 50 ans n'est pas plus grave en soi, mais elle doit attirer l'attention de votre médecin, en raison de la fréquence augmentée de certaines maladies (comme le cancer du côlon) après 50 ans, dont il convient de s'assurer qu'elles ne sont pas présentes. Par ailleurs, si un épisode de diarrhée survient de manière concomitante avec la prise récente d'un antibiotique, cela évoquera plutôt une diarrhée liée à la prise de cet antibiotique qu'une autre cause.

Inversement, d'autres symptômes ne plaident pas forcément en faveur d'une autre cause que le SII. C'est le cas notamment si vous avez des symptômes nocturnes (bien qu'ils créent de l'inquiétude). Mais la pertinence de ces derniers est variable : ressentir des symptômes la nuit alors qu'on est réveillé est évidemment moins inquiétant que d'être réveillé à cause des symptômes. Il en est de même pour l'intensité de votre douleur, qui n'est pas prédictive d'une autre maladie : ce n'est pas parce que vous avez des douleurs difficilement supportables que vous ne pouvez pas avoir une colopathie fonctionnelle. D'autres signes sont clairement en faveur d'une colopathie, par exemple si vous êtes une femme et avez plus de 6 épisodes de douleurs dans l'année.

Deux ans de délai

Il est fréquent que des patients souffrant de douleurs abdominales consultent et reconsultent sans que le bon diagnostic soit posé. Une étude française récente montre que le délai moyen entre les premiers symptômes et le diagnostic est de 2 ans.

Votre médecin doit aussi vous demander s'il y a dans votre famille des cas de maladies inflammatoires comme la maladie de Crohn et la rectocolite hémorragique (voir p. 67). Il s'intéressera aussi aux troubles non digestifs (rhumatologiques, dermatologiques, symptômes urinaires), dont certains orientent vers des maladies inflammatoires et d'autres vers le SII, car ils font partie des maladies associées (voir p. 85).

L'examen clinique

L'examen clinique est l'examen physique pratiqué par votre médecin : il comprend normalement différents temps comme l'inspection, la palpation, la percussion, l'auscultation et différentes autres manœuvres en fonction des maladies recherchées.
En cas de colopathie fonctionnelle, l'examen ne decouvre habituellement aucune anomalie. Parfois cependant, votre médecin peut reproduire vos douleurs par une palpation douce ou plus appuyée sur différentes zones de l'abdomen. Il est aussi possible qu'il constate que votre abdomen est distendu, ce qui correspond à votre sensation de ballonnement. La percussion réalisée par votre médecin à l'aide de ses doigts retrouve alors une sonorité « tympanique » (qui sonne creux), ce qui traduit la présence d'air en quantité dans cette zone.

Si vous êtes constipé, votre médecin peut éventuellement palper une zone un peu dure sous la peau (notamment dans la partie droite de l'abdomen), qui peut correspondre à une accumulation de matières que l'on nomme « corde colique ».
Votre médecin peut juger utile de réaliser un examen proctologique (examen de la région de l'anus), même rapide, en cas de constipation prédominante, pour rechercher des arguments en faveur d'une accumulation de selles dans le rectum. Il s'agit

dans ce cas d'une « constipation distale », liée à un obstacle empêchant l'évacuation des selles, plutôt que d'une « constipation de transit » (difficulté de progression des selles dans le côlon). L'examen proctologique peut être aussi utile, en cas de diarrhée, pour confirmer ou infirmer l'hypothèse d'une maladie de Crohn.

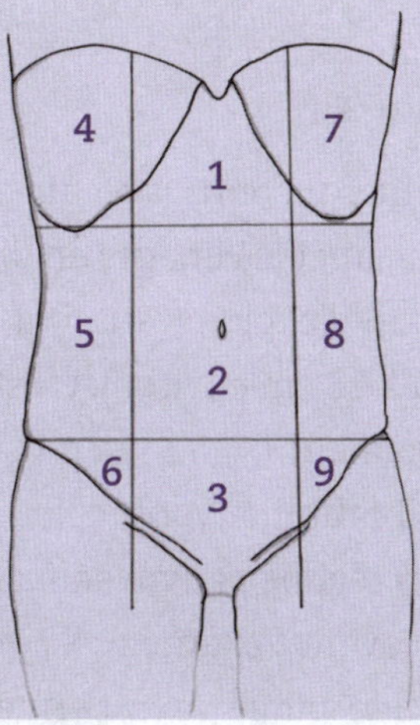

Les différents quadrants abdominaux

1. Région épigastrique
2. Région ombilicale
3. Région hypogastrique
4. Hypochondre droit
5. Flanc droit
6. Fosse iliaque droite
7. Hypochondre gauche
8. Flanc gauche
9. Fosse iliaque droite

Le bilan de base

Même si la consultation peut permettre de suspecter une colopathie fonctionnelle, certains diagnostics de maladies qui pourraient lui ressembler par leurs symptômes doivent être éliminés par la réalisation d'examens complémentaires. Cependant, si ces maladies ont déjà été recherchées chez vous de manière appropriée et si on a écarté leur diagnostic, il ne faut pas refaire cette démarche – et ce, même si la colopathie n'a pas été améliorée par le traitement proposé par votre médecin. L'échec d'un traitement est malheureusement une situation fréquente dans le syndrome de l'intestin irritable.

Le bilan devrait être limité. Une coloscopie (avec réalisation de biopsies en cas de diarrhée), une numération formule sanguine, un dosage de la CRP, un bilan thyroïdien, et un dosage d'anticorps anti-transglutaminase (pour éliminer une maladie cœliaque en cas de diarrhée) sont normalement suffisants. Il ne faut pas répéter les examens inutilement.

La coloscopie

Principe et réalisation

C'est l'exploration du côlon en passant par l'anus, avec un tube souple équipé d'une caméra qui retransmet les images en direct sur un écran. Il peut parfois permettre d'explorer aussi la dernière partie de l'intestin grêle (sur 10 à 15 cm environ). C'est un gastroentérologue qui réalisera cet examen.

Si vous passez une coloscopie, il faut que votre côlon soit vide : votre médecin vous prescrira un régime pauvre en résidus à pratiquer pendant quelques jours avant l'examen ; la veille et le matin de l'examen, la prise d'une purge vous permettra d'évacuer les matières. Il existe actuellement différentes modalités pour la réalisation de cette purge, mais le plus souvent elle nécessite d'absorber un grand volume d'eau additionnée d'un laxatif. La coloscopie dure de 20 à 30 minutes. Elle est le plus souvent réalisée sous anesthésie générale de courte durée (ne se maintenant que le temps de l'examen) et en ambulatoire (entrée et sortie le même jour de la clinique ou de l'hôpital).

Résultats

Si vous souffrez de colopathie fonctionnelle, la coloscopie ne révèlera aucune anomalie. Cet examen sert donc uniquement à éliminer les maladies organiques du côlon. Quand il s'agit d'une forme de colopathie avec diarrhée prédominante, il est important d'effectuer quand même des biopsies en différents endroits du côlon. Cela se fait avec une pince à biopsies (à usage unique, et donc jetée après l'examen) qui passe dans un canal du coloscope et avec laquelle le médecin prélève un peu de la muqueuse du côlon. Les tissus prélevés sont ensuite analysés pour rechercher d'éventuelles anomalies ne pouvant être vues qu'au microscope, comme une « colite microscopique » qui pourrait aussi expliquer vos symptômes (voir p. 69).

La coloscopie peut parfois révéler des polypes, notamment après 50 ans, même s'ils n'ont aucun rapport avec la colopathie. Il s'agit de petites boules mesurant le plus souvent quelques millimètres. Elles pourraient évoluer, si on ne les enlève pas, en cancer du côlon. Pour prévenir ce risque, les polypes sont retirés directement lors de la coloscopie, avec une pince pour les plus petits ou, pour les plus gros, avec une anse endoscopique (une sorte de lasso par lequel passe un courant électrique, qui permet de couper le polype et d'assurer la coagulation). Les polypes retirés sont ensuite systématiquement envoyés à un laboratoire, pour analyse au microscope. Les résultats reviennent en général au bout d'une semaine à 10 jours, et vous seront communiqués par votre généraliste ou par le gastroentérologue qui a réalisé l'examen.

Les polypes doivent faire l'objet d'une surveillance particulière : une nouvelle coloscopie doit être réalisée, le plus souvent 3 ou 5 ans plus tard. La date de ce nouvel examen est fixée en fonction des résultats de l'analyse, du nombre et de la taille des polypes, ainsi que de la « propreté » du côlon lors de l'examen.

La coloscopie peut aussi vous trouver des diverticules : des petites hernies de muqueuse (comme des petites cavernes) qui se forment avec le temps dans la paroi du côlon. On les trouve plus fréquemment chez des patients plus âgés et constipés, mais ils n'ont pas d'incidence sur la colopathie fonctionnelle et ne sont pas tenus pour responsables des douleurs. Ils sont le plus souvent sans conséquence.

Risques

À côté des risques (minimes) de l'anesthésie générale, les risques principaux de la coloscopie sont la perforation du côlon (moins de 1 cas sur 1 000 examens) ou un saignement, notamment après la réalisation de biopsies ou l'ablation de polypes.

La fibroscopie œso-gastrique

Lors de cet examen, le gastroentérologue va explorer le tube digestif haut, en passant par la bouche. La fibroscopie peut être réalisée sans anesthésie générale, car elle ne dure que 5 minutes (elle est plus longue en cas de réalisation de biopsies, mais n'excède pas 10 minutes). Toutefois, pour plus de confort, une anesthésie est généralement pratiquée. Pour des raisons pratiques, la fibroscopie est souvent effectuée lors de la même anesthésie que la coloscopie. Elle ne nécessite aucune préparation particulière : vous devez seulement être à jeun, sans avoir fumé ni bu depuis au moins 6 heures.

La fibroscopie permet l'exploration de l'œsophage, de l'estomac et des premier et deuxième duodénums pour rechercher d'éventuelles maladies qui pourraient expliquer notamment les douleurs abdominales et d'autres symptômes comme des nausées ou des remontées acides. Si vous souffrez de diarrhée, cet examen est utile car il permet la réalisation de biopsies au niveau du duodénum pour rechercher une maladie cœliaque (intolérance au gluten). Des biopsies peuvent également être effectuées dans l'estomac en cas de troubles digestifs plutôt gastriques, comme dans la dyspepsie (voir p. 87), à la recherche de la bactérie *Helicobacter pylori*, qui peut favoriser ce type de symptômes. Comme c'est le cas pour la coloscopie, si vous souffrez de SII ou même de dyspepsie, la fibroscopie ne mettra en évidence aucune lésion. Inversement, aucune anomalie éventuellement découverte n'est liée à la colopathie, ni même à la dyspepsie.

La prise de sang avec bilan sanguin

Un bilan sanguin peut être utile pour éliminer d'autres maladies. Voici les principales analyses que vous aurez à effectuer.

Une numération de la formule sanguine avec plaquettes

Cet examen permet de rechercher :

- une anémie : un manque de globules rouges, qui se signale par un taux d'hémoglobine trop bas sur les analyses ;
- un syndrome inflammatoire : une inflammation reflétée par une augmentation du nombre des globules blancs ou des plaquettes.

La vitesse de sédimentation (VS) et la CRP

La vitesse de sédimentation des globules rouges peut être élevée dans des maladies qui s'accompagnent d'une inflammation ou d'une infection. Il en est de même pour les valeurs de la CRP (protéine C réactive, ou *C-Reactive Protein* en anglais), une protéine produite par le foie en cas d'inflammation ou d'infection.

Un bilan thyroïdien

On dose le taux d'une hormone, la thyréostimuline (ou TSH), par des méthodes ultrasensibles (on parle dans le bilan sanguin de « TSH us »). Il s'agit d'une hormone produite par l'hypophyse qui intervient dans le contrôle de la fabrication des hormones thyroïdiennes par la thyroïde. Son taux peut être élevé si vous souffrez d'hypothyroïdie, et bas en cas d'hyperthyroïdie, deux déséquilibres qui peuvent entraîner des troubles du transit.

Les anticorps anti-transglutaminases

La transglutaminase est une enzyme impliquée dans différents mécanismes, comme la coagulation du sang ou la synthèse de peau. Chez certaines personnes, l'organisme produit des anticorps contre cette enzyme, notamment en cas de consommation de gluten. Si de tels anticorps sont découverts dans votre bilan sanguin, vous avez peut-être une maladie cœliaque (ou intolérance au gluten) – voir p. 72.

Les anticorps en question sont de deux types : IgA et IgG. Seul le dosage des IgA est actuellement remboursé par la Sécurité sociale. Cependant, le dosage des IgG peut également être utile en cas de forte suspicion de maladie cœliaque, car il peut arriver, si vous souffrez de cette maladie, que vous présentiez un déficit en IgA qui peut donner un résultat faussement normal. Le dosage d'autres anticorps (anti-gliadine ou anti-endomysium) n'est plus recommandé aujourd'hui pour le dépistage de la maladie cœliaque, car leur présence n'est pas suffisamment spécifique de cette pathologie.

Autres examens complémentaires

Ces examens ne font pas partie du bilan de base, mais peuvent vous être proposés par votre médecin en fonction d'un contexte particulier.

Explorations pour la constipation

Plusieurs examens peuvent être réalisés si vous souffrez d'une constipation difficile à traiter. Ils aideront à comprendre les mécanismes en cause afin de mieux prendre en charge votre problème.

Le temps de transit colique

Cet examen permet de voir comment se déplacent les selles dans votre côlon. Vous aurez à avaler des gélules contenant des marqueurs radio-opaques, visibles sur une radiographie de l'abdomen. Dans la version la plus courante de cet examen, vous prendrez une gélule par jour pendant 6 jours, chacune contenant 10 marqueurs opaques. Le 7e jour, vous passerez une radiographie de l'abdomen, au cours de laquelle le nombre de marqueurs encore visibles sera compté. Un trop grand nombre de ces marqueurs encore présents peut signifier un ralentissement de votre transit colique. La localisation de ces marqueurs donne aussi des informations : on divise en effet la radiographie en trois zones, qui correspondent grossièrement au côlon droit, au côlon gauche et à la zone du rectum. Une trop grande accumulation de marqueurs dans cette dernière peut être le signe d'une constipation distale.

Cet examen sera en général seulement réalisé si vous souffrez de constipation extrême (moins d'une selle par semaine). Dans certains cas, l'ablation d'une partie du côlon peut être proposée – après avoir vérifié que le reste du tube digestif dispose d'une motricité normale. Mais ce type d'intervention n'est pas indiqué si vous souffrez de colopathie.

La manométrie ano-rectale

Cet examen est proposé dans deux cas :

- si vous souffrez de constipation résistante à un traitement classique, probablement distale ;
- si vous souffrez de diarrhée avec incontinence (perte de gaz ou de selles), pour étudier les mécanismes de la continence.

La manométrie ano-rectale est réalisée dans des laboratoires d'exploration fonctionnelle, dans des services de gastroentérologie ou dans certains cabinets de gastroentérologues. Cet examen est peu agréable, mais il dure seulement une vingtaine de minutes. Le patient est couché sur le côté gauche. Le médecin introduit par l'anus une petite sonde qui contient des capteurs de pression, et enregistre grâce à elle le tonus du sphincter anal au repos et lors des contractions. Il étudie aussi la réaction réflexe du rectum lorsque l'arrivée d'une selle est simulée avec un ballon gonflé. La poussée abdominale est évaluée, ainsi que la présence d'un éventuel anisme (ou asynchronisme abdomino-périnéal). Pour ce faire, le médecin demande de pousser comme pour évacuer des selles, et observe si l'anus se contracte de façon inappropriée à ce moment-là, au lieu de se relâcher.

Cet examen permet aussi d'évaluer la « sensibilité viscérale » par la mesure des seuils de sensations « physiologiques » que sont le volume de première sensation (quand on détecte que le ballon se gonfle), et le volume maximum tolérable. Pour terminer l'examen, votre médecin peut vous demander d'expulser un ballon gonflé (ou la sonde) pour simuler la défécation, de façon à observer s'il existe, ou non, une gêne à la défécation.

La défécographie

Encore un examen qui n'est pas des plus plaisants, mais qui peut être nécessaire. Il consiste à mesurer les rapports des différents organes du petit bassin (anus, rectum, vessie, intestin grêle, vagin chez la femme) au repos et lors d'une défécation simulée. Il n'est réalisé que dans certains services de radiologie. Pour simuler la présence de selles, on utilise un mélange de baryte (un produit opaque qui apparaît blanc sur les radiographies) et de la fécule de pomme de terre. Le patient est assis sur une bouée pour simuler la position assise sur les toilettes. Cet examen est assez gênant du fait du manque d'intimité, mais il est fondamental pour l'étude de ce qu'on appelle les troubles de la statique du plancher pelvien. Il permet au médecin de comprendre ce qui se passe au niveau du rectum, pour détecter, par exemple, une éventuelle « descente d'organes » à ce niveau (prolapsus rectal). Une variante plus moderne de cet examen est sa réalisation au cours d'une IRM (imagerie par résonance magnétique nucléaire).

L'échographie abdominale et le scanner abdominal

Ces deux examens n'ont pas d'utilité propre pour le diagnostic de la colopathie fonctionnelle, mais seront parfois réalisés pour éliminer d'autres maladies si vous présentez des symptômes résistants – notamment des douleurs abdominales intenses et/ou un amaigrissement inquiétants.

L'exploration de l'intestin grêle

Cette exploration peut être réalisée par différents examens : scanner (entéro-scanner plus précisément), IRM (entéro-IRM) ou encore vidéocapsule. Les deux premiers sont devenus assez classiques. Le troisième, en revanche, n'est pas sans rappeler ces films de science-fiction dans lesquels le héros, miniaturisé dans un sous-marin, voyageait dans le corps humain[2]. Si vous passez une vidéocapsule en effet, vous avalerez une sorte de grosse gélule (à usage unique) contenant une mini-caméra capable de prendre 3 photos par seconde devant et derrière elle pendant son parcours dans votre tube digestif !

Les photos prises par la capsule seront captées par une ceinture placée autour de l'abdomen, pour évaluer son parcours dans le tube digestif. Sa progression est contrôlée grâce à un moniteur vidéo extérieur. L'examen est jugé complet quand la capsule arrive dans le côlon, et sa courte carrière s'achèvera lorsque vous l'expulserez aux toilettes. Le film résultant de ces photos est ensuite visionné par un gastroentérologue. Cet examen prend plusieurs heures pour sa réalisation, et une trentaine de minutes au moins pour son interprétation.

Les examens de l'intestin grêle ne vous seront proposés que si votre médecin soupçonne fortement une maladie inflammatoire du tube digestif. Ils peuvent être complétés si nécessaire par une entéroscopie, si une anomalie a été visualisée dans l'intestin grêle. Elle se réalise avec un endoscope adapté permettant de faire des biopsies et nécessite une anesthésie générale souvent prolongée.

2. *le Voyage fantastique*, en 1966, ou encore *l'Aventure intérieure*, en 1987.

Le dosage de la calprotectine fécale

La calprotectine est une protéine produite par certains globules blancs, qui intervient dans la régulation des réponses immunitaire au niveau des muqueuses. Son dosage est réalisé dans un prélèvement de selles. Il permet de mettre en évidence une éventuelle inflammation au niveau du tube digestif. Cette analyse, qui n'est pour l'instant pas remboursée, coûte une cinquantaine d'euros.

Le test respiratoire

Il s'agit d'un test explorant l'absorption des glucides, qui a lieu normalement au niveau de l'intestin grêle. Il peut se réaliser avec différents types de sucres, par exemple le glucose (vous devrez dans ce cas avaler 50 g de glucose dilués dans 250 ml d'eau). Le test consiste à mesurer la quantité d'hydrogène contenue dans l'air que vous expirez. Cet hydrogène est produit, de façon normale, par le processus de fermentation réalisé par les bactéries du côlon. Si vous faites ce test, vous aurez à souffler dans un petit sac tout d'abord à jeun puis, après avoir absorbé la solution sucrée, toutes les demi-heures pendant au moins 3 heures. Les gaz exhalés sont ensuite analysés dans un chromatographe. Une élévation d'emblée de la quantité d'hydrogène expiré ou avant 2 heures et sur deux mesures successives traduit la présence d'une pullulation de bactéries au niveau de l'intestin grêle. Des variantes de ce test avec d'autres sucres (lactose par exemple) peuvent aussi être réalisées.

TÉMOIGNAGE

Stéphane, 44 ans : Le diagnostic de mon SII, un vrai parcours du combattant

« Tout a commencé pour moi il y a bientôt 4 ans, par une nuit complète de diarrhées et vomissements. Sauf que ce que j'ai pris au départ pour une forte gastroentérite n'a depuis jamais cessé.
Il a déjà fallu 6 mois avant que mon médecin traitant ne se décide à me diriger vers un gastroentérologue. Par la suite, les examens ont commencé : quatre coloscopies, six fibroscopies, une vidéocapsule pour observer mon intestin grêle. Ils n'ont rien révélé, car je n'ai aucune lésion organique… On m'a prescrit un traitement au lopéramide sans aucun effet, les gélules ressortant comme je les avais avalées. Une scintigraphie à l'octréoscan a alors été programmée. Là, on m'a annoncé une tumeur endocrine sans métastase. Quelle frayeur ! Les examens complémentaires n'ont heureusement rien donné, et le bilan sanguin suivant a été normal. Donc retour à la case départ… J'ai été redirigé par la suite vers un nouvel hôpital, où l'on m'a fait passer de nouveaux examens, en pure perte. Jusqu'à ce qu'on m'oriente sur un nouveau gastroentérologue qui a posé le diagnostic de SII et m'a expliqué qu'il s'agit d'une maladie sans lésion organique. »

Les maladies à éliminer

Le diagnostic de SII devrait être un diagnostic « positif » basé sur l'association de certains symptômes. Cependant, dans certains cas et en fonction du contexte (diarrhée, âge...), votre médecin cherchera à écarter certaines maladies moins fréquentes comme la maladie de Crohn, une colite microscopique, une maladie cœliaque, des dysfonctionnements de la thyroïde ou un cancer du côlon.

Tout d'abord, ne vous inquiétez pas inutilement : les maladies intestinales à éliminer, même prises ensemble, sont beaucoup moins fréquentes que la colopathie fonctionnelle. Elles sont surtout soupçonnées quand il y a des diarrhées, mais elles seront recherchées (ou non) en fonction de l'ensemble des symptômes (le « tableau clinique ») que vous présentez, de façon à vous proposer la prise en charge la mieux adaptée à votre cas.

Le nombre de maladies qui doit éventuellement éliminé avant de porter le diagnostic de SII ne doit pas être infini. Si votre médecin vous a bien expliqué sa démarche diagnostique et les résultats de vos analyses, vous serez rassuré : inutile de multiplier les consultations ou les examens superflus.

Associations de patients

Toutes les maladies présentées dans ce chapitre disposent d'associations de patients dynamiques, qui fournissent des informations, aident les personnes atteintes et encouragent la recherche. Si vous ou l'un de vos proches êtes concernés, n'hésitez pas à prendre contact avec elles (voir p. 278 ces associations et les adresses de leurs sites Internet).

Les maladies inflammatoires du tube digestif, ou MICI

Les maladies inflammatoires du tube digestif sont aussi appelées maladies inflammatoires chroniques intestinales, ou MICI. Il en existe deux types principaux, la maladie de Crohn et la rectocolite hémorragique. Toutes les deux font partie de la liste des affections de longue durée (ALD) et sont, à ce titre, prises en charge à 100 % par la sécurité sociale. Elles touchent environ 150000 personnes en France.

Les MICI sont des maladies qui évoluent par poussées entrecoupées de périodes de rémission. Ces dernières peuvent être spontanées ou secondaires à la prise de traitements adaptés. La conception actuelle de ces maladies est qu'elles sont liées à une réaction immunitaire inadaptée contre la flore intestinale. Le tabac joue un rôle défavorable dans la maladie de Crohn, alors que c'est l'inverse pour la rectocolite hémorragique. Elles font toutes les deux leur apparition essentiellement chez des patients jeunes, et peuvent même débuter dans l'enfance. Elles peuvent toutefois se déclarer chez des personnes plus âgées.

La maladie de Crohn peut concerner tout le tube digestif, de la bouche à l'anus. Ainsi, si elle touche souvent l'intestin grêle, notamment dans sa partie terminale (l'iléon), elle peut aussi s'attaquer à l'estomac, au duodénum et même à l'œsophage. Au niveau de l'anus et de la région du périnée, elle peut provoquer des fistules, des fissures ou des abcès.

Les symptômes de la maladie de Crohn sont des douleurs abdominales, des troubles du transit le plus souvent se manifestant par des diarrhées et, selon l'extension des lésions et la sévérité de la pathologie, une altération de l'état général avec fatigue et amaigrissement.

La rectocolite hémorragique touche uniquement le rectum et le côlon. Elle provoque des symptômes similaires à ceux de la maladie de Crohn (douleurs et diarrhée), mais les patients présentent plus souvent du sang dans les selles (rectorragies). Quand les lésions touchent principalement le rectum, on peut ressentir de « faux besoins », c'est-à-dire des envies d'aller aux toilettes qui ne sont pas suivies d'une émission de selles.

Aux troubles digestifs provoqués par ces maladies peuvent être associés des symptômes non digestifs, liés à l'atteinte d'autres organes : notamment des atteintes rhumatologiques (douleurs articulaires, raideur), dermatologiques (aphtes, lésion sur les jambes…) ou ophtalmologiques (par exemple une inflammation de la partie centrale de l'œil, appelée uvéite).

Critères diagnostiques

En cas de MICI, le côlon présente des lésions : des ulcérations plus ou moins profondes de taille variée, ainsi que des zones rouges (érythémateuses), séparées ou non par des zones saines. En cas de maladie de Crohn, l'intestin grêle peut également présenter des anomalies : des ulcérations, des zones de rétrécissement (sténose) et des zones d'inflammation.

Ces maladies sont également souvent associées à des modifications du bilan sanguin, qui mettra en évidence soit une anémie, soit une inflammation. Plus rarement, le bilan sanguin peut être normal. La calprotectine fécale (voir p. 64), si elle est dosée, est en général élevée.

Il existe des arguments pour distinguer la maladie de Crohn de la rectocolite hémorragique, mais parfois c'est impossible. Votre médecin s'appliquera surtout à éliminer ces maladies inflammatoires dans les formes de SII avec diarrhée. C'est en général assez facile car, en cas de SII, la coloscopie et la fibroscopie ne retrouvent pas de lésions, et le bilan sanguin est normal. Les symptômes sont également différents : dans les MICI, les poussées de la maladie durent en général plusieurs semaines d'affilée, avec des symptômes persistant pendant toute la durée de la poussée. Dans la colopathie au contraire, les « cycles » sont beaucoup plus rapides : les jours avec diarrhée alternent souvent dans la même semaine avec des jours où le transit est normal.

Traitements

Si une MICI se révèle lors des investigations sur votre maladie, votre médecin adaptera les traitements à la localisation, à l'extension des lésions et à leur sévérité. Il existe des traitements pour les poussées et des traitements d'entretien, pour prévenir l'apparition de nouvelles poussées. On utilise notamment des médicaments à visée anti-inflammatoire, comme les corticoïdes ou les dérivés de l'acide 5 aminosalicylique (5-ASA), pour les formes modérées. Dans les formes plus sévères et en cas d'échec des traitements précédents, on utilisera des immunosuppresseurs (qui diminuent les réactions immunitaires) ou des immuno-modulateurs (qui les régulent).

Le recours à la chirurgie est parfois nécessaire, surtout dans la maladie de Crohn. En fonction de la longueur de tube digestif atteint et de la durée d'évolution, il est aussi important d'effectuer une surveillance systématique (notamment par coloscopie), car ces maladies sont associées à un risque augmenté de cancer du côlon.

Les colites microscopiques

Votre médecin recherchera éventuellement la présence d'une ces maladies lors du diagnostic différentiel, si vous souffrez de diarrhées en plus de crampes abdominales. Les colites microscopiques sont des maladies rares. Elles peuvent être secondaires à la prise de certains médicaments comme des veinotoniques (traitements utilisés pour stimuler la circulation veineuse, contre les jambes lourdes) ou certains traitements qui neutralisent l'acidité gastrique (notamment des inhibiteurs de la pompe à protons).

Dans le cadre des colites microscopiques, la coloscopie est normale ; le diagnostic n'est établi qu'à partir des biopsies du côlon, grâce à l'analyse qui en est faite au microscope. C'est d'ailleurs parce que les anomalies ne sont visibles qu'au microscope que ces colites portent le qualificatif de « microscopiques ».

On distingue deux types de colite microscopique en fonction des anomalies retrouvées dans les tissus par l'analyse au microscope :

- les « colites lymphocytaires », quand l'analyse met en évidence un excès de lymphocytes (un type particulier de globule blanc, qui joue notamment un rôle dans les réactions immunitaires) ;
- les « colites collagènes » ou collagéniques, quand on observe un épaississement de la membrane basale (la membrane qui se trouve sous les cellules superficielles de la muqueuse intestinale), constituée de collagène.

Les colites microscopiques évoluent, comme les MICI, par poussées entrecoupées de périodes de rémission. Différents traitements ont montré leur efficacité, comme des corticoïdes d'action locale qui présentent moins d'effets secondaires que les corticoïdes « classiques ». On ne dispose cependant pas réellement de traitement d'entretien validé au-delà de 6 mois.

Le diagnostic différentiel avec le syndrome de l'intestin irritable à diarrhée prédominante se fait par les biopsies du côlon : celles-ci sont en effet normales en cas de colopathie. Une étude récente française réalisée par l'association des gastroentérologues des hôpitaux généraux et dirigée par le Dr Macaigne a montré l'importance d'effectuer des biopsies multiples et dans différentes zones, car l'atteinte du côlon due à ces maladies n'est pas continue. Ainsi, si l'on ne réalise que peu de biopsies et dans une seule zone, on peut passer à côté du diagnostic.

Les colites infectieuses

Elles sont le plus souvent responsables de diarrhée et, au départ, sont souvent associées à de la fièvre. Le diagnostic différentiel avec la colopathie fonctionnelle ne pose généralement pas de problème, car ces colites ne durent dans la grande majorité des cas que quelques jours, au plus quelques semaines (ce n'est qu'à partir de 6-8 semaines que l'on parle de diarrhée chronique). Seules certaines formes de tuberculose intestinale peuvent donner des symptômes au-delà de 6 mois ; elles sont en général associées à une altération de l'état général avec un amaigrissement et une fatigue.

Les dysfonctionnements de la thyroïde

Les dysfonctionnements de la thyroïde peuvent eux aussi entraîner des troubles du transit. Ainsi une hypothyroïdie peut-elle être responsable d'une constipation, avec généralement d'autres signes associés – souvent discrets au début – comme une fatigue, une frilosité, un ralentissement de la fréquence cardiaque, une modification de l'aspect de la peau.

Au contraire, l'hyperthyroïdie peut être responsable d'une accélération du transit et de diarrhées. Elle peut s'accompagner de palpitations, de tremblements, d'une mauvaise tolérance de la chaleur, et le plus souvent d'une perte de poids. Les dysfonctionnements de la thyroïde peuvent être révélés par l'existence d'un goitre (gonflement de la région antérieure du cou), qui correspond à une augmentation de volume de la glande. Celui-ci peut être repéré à la palpation, ou sur une échographie de la thyroïde.

Si vous prenez déjà un traitement pour la thyroïde (hormones thyroïdiennes de substitution ou traitement antithyroïdien), il est important pour votre transit qu'il soit bien équilibré. En effet, un mauvais équilibre du traitement thyroïdien peut déclencher les mêmes symptômes qu'un dysfonctionnement de la thyroïde, en provoquant notamment une diarrhée ou une constipation. L'équilibre du traitement se vérifie par une prise de sang et un dosage de la TSH (voir p. 59), qui doit être normal.

La maladie cœliaque, ou « intolérance au gluten »

La maladie cœliaque est une maladie chronique liée à l'ingestion de gluten. Elle fait partie de la liste des maladies qui peuvent être prises en charge en affection longue durée (ALD).

Qu'est-ce que le gluten ?

Le gluten est une partie du grain de blé et de certaines autres céréales : celle constituée de protéines. Ces protéines sont au nombre de deux : la gliadine et la gluténine. Ce sont elles qui donnent à la farine de ces céréales leurs propriétés d'élasticité et de moelleux, qui les rend panifiables et permet de réaliser des gâteaux qui lèvent ou des pâtes à crêpes liées. Outre le blé, on trouve du gluten dans l'épeautre, le seigle, l'orge, le kamut et le triticale.

Mécanisme et symptômes

La maladie cœliaque est déclenchée par une protéine contenue dans le gluten : la gliadine. Chez les personnes touchées, l'organisme, en présence de gliadine, se met à fabriquer divers anticorps. Ces derniers déclenchent une réaction immunitaire qui se retourne contre la paroi interne de l'intestin grêle : il s'agit d'une maladie auto-immune. Cette réaction entraîne progressivement l'atrophie des villosités de l'intestin (voir p. 32), et affecte donc l'absorption des nutriments. Les symptômes peuvent ressembler à ceux de la colopathie à diarrhée prédominante : douleurs abdominales, troubles du transit avec diarrhée, ballonnements, borborygmes et flatulences. Dans les formes évoluées, des carences peuvent apparaître, car la maladie est responsable d'une malabsorption de vitamines et nutriments.

Des manifestations non digestives (aphtes, crises de tétanies) peuvent aussi exister, et la maladie peut être révélée par des anomalies minimes du bilan hépatique (augmentation des transaminases ou enzymes du foie) ou une anémie.

Pour différencier une maladie cœliaque d'un syndrome de l'intestin irritable à diarrhée prédominante ou avec alternance de diarrhée et de constipation, votre médecin vous prescrira un dosage des anticorps anti-transglutaminases (voir p. 59), qui sont augmentés en cas de maladie cœliaque. Si les taux de ces anticorps sont normaux, le diagnostic de maladie cœliaque est improbable.

Votre médecin vous fera également passer une fibroscopie œso-gastrique avec biopsies du duodénum. Si vous être intolérants au gluten, ces examens mettront en évidence l'atrophie des villosités digestives caractéristiques de la maladie coeliaque. Quand celle-ci évolue depuis un certain temps, l'aspect du duodénum à la fibroscopie peut aussi être évocateur (effacement des plis ou aspect en « mosaïque » de la paroi).

Intolérance au gluten ou simple sensibilité ?

La maladie cœliaque est souvent appelée « intolérance au gluten », car c'est la consommation de gluten qui déclenche la réaction auto-immune de l'organisme. Elle ne doit pas être confondue avec la « sensibilité au gluten ». Celle-ci se manifeste par une amélioration de divers symptômes (digestifs ou non) avec l'éviction du gluten dans l'alimentation, sans pour autant qu'il y ait maladie cœliaque ni que les analyses aient mis en évidence la moindre trace d'inflammation de l'intestin.

Traitement

Si votre médecin vous découvre une maladie cœliaque, le seul traitement possible sera un régime sans gluten à vie (voir p. 175), par éviction définitive du blé, de l'épeautre (une variété ancienne de blé), du seigle, de l'orge et de quelques autres céréales. L'avoine peut généralement être ingérée en petites quantités. Une partie du surcoût lié à l'achat de farines spéciales ou de produits sans gluten est prise en compte par la Sécurité sociale : une ordonnance de votre médecin vous permettra de vous faire rembourser partiellement ces produits. En cas de maladie cœliaque avancée, vous aurez également une prescription visant à corriger vos carences en vitamine D, calcium, fer ou acide folique.

L'éducation diététique est très importante dans cette maladie. Vous pouvez la suivre auprès de diététiciens ou de nutritionnistes, et avec l'aide de l'association des patients souffrant de maladie cœliaque.

Rémission et complications

L'amélioration des symptômes après le début du régime est rapide, mais la correction des carences peut nécessiter plusieurs semaines. La disparition des anomalies visualisées sur les biopsies peut prendre plusieurs mois ; elle n'est pas contrôlée par fibroscopie avant un an. Le régime sans gluten est très contraignant, car les personnes atteintes doivent exclure toute trace de gluten de leur alimentation, même infime. Par un phénomène de lassitude, vous pouvez être tenté de faire des écarts, qui seront malheureusement immédiatement sanctionnés par un retour des symptômes. Même quand le régime est bien suivi, et malgré l'existence actuelle d'une meilleure signalétique des produits sans gluten, des écarts involontaires sont aussi parfois possibles (par exemple par contamination de certains aliments par des céréales « interdites », ou par une mauvaise lecture des étiquetages).

Si le régime sans gluten n'est pas suivi, les dégâts causés par la maladie cœliaque se poursuivent et exposent à différentes complications, et notamment au risque de développer certains cancers comme des lymphomes de l'intestin grêle. Le risque d'autres cancers est également augmenté, comme celui des cancers de la sphère ORL ou d'autres formes de cancer de l'intestin grêle (adénocarcinomes). La maladie cœliaque nécessite un suivi régulier toute la vie.

N'arrêtez pas le gluten sans diagnostic !

Il est important de ne pas arrêter de vous-même la consommation de gluten avant d'avoir vu un médecin pour vos problèmes : en effet, l'éviction du gluten, qui peut normaliser les symptômes, peut compliquer le diagnostic.

Maladie cœliaque et colopathie fonctionnelle

Des liens confus

Le diagnostic différentiel avec la colopathie fonctionnelle est facile à établir. Il existe cependant des « liens » entre ces maladies, qui créent une confusion souvent regrettable pour qui n'est pas spécialiste. La complexité des informations que l'on peut trouver sur Internet participe à cette confusion. Ainsi de nombreux patients se mettent au régime sans gluten alors qu'ils souffrent en fait du syndrome de l'intestin irritable.

Des études suggèrent également que parmi les patients avec une colopathie fonctionnelle, la fréquence de la maladie cœliaque pourrait être plus élevée que dans la population générale. Celle-ci concernerait ainsi jusqu'à 4 % des patients avec SII. En fait, la plupart de ces études ont été réalisées en ligne ou par courrier, mais sans voir les patients en consultation ou en croisant les critères diagnostiques de la colopathie fonctionnelle avec des tests pour dépister la maladie cœliaque, ce qui rend leurs résultats peu pertinents. D'autres études, réalisées chez des patients qui consultaient pour colopathie fonctionnelle et vus par des spécialistes (comme dans celle que nous avons réalisée en France en 2010 dans le cadre du groupe français de neuro-gastroentérologie[3]) n'ont pas confirmé ces résultats. Il est donc probable que la maladie cœliaque ne soit au final pas plus fréquente chez des patients avec SII confirmé que dans la population générale.

Gluten ou Fodmaps ?

Pour ajouter à la confusion, des études ont récemment montré que certains patients avec colopathie fonctionnelle et sans maladie cœliaque voyaient quand même leurs symptômes améliorés par un régime sans gluten. Ceci pourrait correspondre à la notion de « sensibilité au gluten non cœliaque » définie il y a peu.

3. GFNG, www.gfng.org

L'amélioration des symptômes pourrait aussi venir de la suppression involontaire des Fodmap (des glucides non digestibles et fermentescibles) en voulant éliminer le gluten.

Effet de mode et « pensée magique »

Il existe un effet de mode indéniable pour certains régimes. Le régime sans gluten, auquel on attribue sûrement à tort des effets « magiques », est l'un de ceux-là. Une amélioration des troubles ressentis n'est en effet pas forcément due au régime lui-même – surtout si elle est de courte durée –, mais peut être liée à l'effet placebo, qui est très important dans la colopathie (voir p. 188).

Le cancer du côlon

Ce cancer survient surtout après 60 ans, rarement avant 50 ans (l'âge de début du dépistage mis en place par la Sécurité sociale). 50 ans est aussi l'âge habituel du début du dépistage individuel des polypes par coloscopie. Le cancer du côlon peut entraîner des troubles du transit sous la forme de diarrhée, de constipation, ou d'une alternance des deux. Il peut aussi être responsable de douleurs abdominales. En France, environ 30 000 personnes chaque année se voient diagnostiquer un cancer du côlon. Les symptômes sont en général relativement récents (moins de 6 mois), et le diagnostic est facilement posé par la coloscopie quand elle est réalisée, car elle visualise le cancer et permet de faire des biopsies qui confirment le diagnostic.

Le test de dépistage du cancer du côlon

Le dépistage du cancer du côlon se faisait jusqu'en mai 2015 avec le test Hemoccult®. Depuis cette date, il a été remplacé par un test immunologique plus sensible et plus simple d'emploi (avec un seul prélèvement à faire dans les selles). Il recherche la présence de sang occulte (non visible à l'œil) par détection de l'hémoglobine dans les selles, chez des personnes ne présentant pas de symptômes digestifs.

Si vous avez déjà passé une coloscopie il y a peu et que ses résultats étaient bons, il n'y a pas lieu de vous inquiéter, même si vous continuez à souffrir – dans la colopathie, il n'est pas rare qu'il faille essayer plusieurs traitements. Si les conditions de préparation de votre coloscopie étaient bonnes, que le côlon a pu être exploré correctement, et que votre médecin a exclu le diagnostic de cancer, il n'est le plus souvent pas nécessaire de refaire de coloscopie avant au moins 5 ans. Si vous avez moins de 50 ans, il faudra même sans doute attendre d'avoir eu 50 ans avant une nouvelle coloscopie. Contrairement à une idée reçue, la colopathie fonctionnelle n'expose pas à un risque plus élevé de cancer du côlon (mais elle n'en protège pas non plus, pas plus qu'elle ne protège d'autres maladies).

La constipation chronique idiopathique

La constipation chronique idiopathique (c'est-à-dire sans cause identifiée) est voisine de la colopathie fonctionnelle. Elle peut elle aussi occasionner des douleurs et des ballonnements. Il peut être difficile de la distinguer du SII avec constipation prédominante, et ce d'autant qu'on peut parfois passer avec le temps de l'un à l'autre (jusqu'à un tiers des cas dans certaines études). En général, dans la constipation chronique, les douleurs et les ballonnements (qui augmentent notamment quand on ne va pas à la selle pendant une semaine ou même plus) sont soulagés après l'évacuation des selles, et ne reviennent que progressivement. Au contraire, dans la colopathie fonctionnelle avec constipation, le jour même ou le lendemain d'une évacuation de selles, les douleurs et les ballonnements peuvent déjà être à leur maximum.

Un autre facteur important pour différencier les deux maladies est que, dans la colopathie fonctionnelle, les douleurs et les ballonnements persistent même si on a réussi à faire disparaître la constipation grâce à un traitement.

Dans ces deux maladies voisines, les traitements utilisés peuvent être les mêmes. La différence principale est que dans les cas extrêmes de constipation idiopathique rebelle (résistante à tout traitement), on a parfois recours à un traitement chirurgical. Cela n'est jamais le cas dans la colopathie fonctionnelle.

Patients souffrant de SII, qui êtes-vous ?

On estime que la colopathie fonctionnelle touche entre 5 et 10 % de la population générale. Une partie importante des patients ne consulte plus ou n'a jamais consulté. En Europe et aux États-Unis, cette maladie a une prédominance féminine (2 à 3 femmes pour 1 homme), qui n'est pas retrouvée en Asie. Les patients sont souvent jeunes au moment du diagnostic, mais la maladie peut exister à tout âge. La répartition des formes de SII selon le sous-type de transit est relativement équilibrée.

Combien êtes-vous à souffrir du SII ?

Selon les sources, on trouve des chiffres parfois très différents. En fonction des différentes définitions de la maladie, sa prévalence (c'est-à-dire sa fréquence dans la population) est estimée aujourd'hui à environ 5 % en France, ce qui représente tout de même plus de 3 millions de personnes. Les derniers chiffres remontent à une étude qui date de 2003, où le chiffre précis avec les critères de Rome II utilisés à l'époque était de 4,2 %. Les articles scientifiques citent des chiffres compris entre 5 et 10 % de la population des pays industrialisés. Parfois on trouve des estimations allant jusqu'à 15-20 %, ce qui, personnellement, me semble un peu exagéré.

Ces variations dans les chiffres pourraient trouver leur explication dans la différence de niveau socio-économique entre les différents pays, avec plus de stress dans les sociétés considérées comme les plus développées. À l'inverse, certains facteurs alimentaires favorisant pourraient être plus fréquents dans d'autres pays, bien que l'on dispose de peu de données pour étayer ce fait.

La variabilité des chiffres peut aussi être expliquée par des différences dans la manière de réaliser ces études. En effet, il peut s'agir d'études à partir de la population générale (elles sont rares, car coûteuses à organiser et complexes à réaliser), ou à partir de questionnaires soumis à un échantillon de la population (plus ou moins représentatif) et ensuite extrapolés.

Le type de critère diagnostique utilisé, qui n'était pas le même selon les périodes, explique aussi une part des variations. Dans les mêmes études et avec les mêmes patients, en appliquant simplement des critères différents, comme par exemple Rome II et Rome III, on peut trouver des différences. Cela tient notamment aux données prises en compte dans les différentes définitions en ce qui concerne l'ancienneté des symptômes ou leur fréquence.

Une vaste étude épidémiologique, réalisée en 2003 en Europe dans 8 pays et chez plus de 42 000 personnes, retrouvait sur la base de questionnaires une prévalence du SII de 11,5 %, alors que seuls 4,8 % de la population interrogée avaient un diagnostic déjà établi de SII. Les écarts entre pays étaient relativement importants, avec 1,7 % de la population touché en Allemagne (prévalence la plus faible), jusqu'à 11,5 % en Italie. La même équipe de chercheurs a réalisé une enquête similaire aux États-Unis chez 5 000 personnes : sur la base des questionnaires, elle a trouvé un SII chez 14,1 % des personnes, alors que seuls 3 % avaient un diagnostic établi de SII.

Consultez-vous ?

Certaines études mettent en évidence que la proportion de patients ne consultant pas – soit n'ayant jamais consulté, soit ayant consulté mais ne consultant plus – représente jusqu'à 80 % des personnes souffrant de SII.

Si vous n'avez jamais consulté, plusieurs facteurs peuvent être invoqués :

- une mauvaise connaissance dans le grand public de la maladie et de ses symptômes ;
- le fait que vos symptômes sont peut-être modérés. En effet, on constate que la sévérité des symptômes des patients ne consultant pas est en général moins importante que celle des patients consultant.

Si vous avez vu des médecins par le passé mais cessé de le faire, la raison peut être :

- une amélioration de vos symptômes ;
- plus souvent, une absence de satisfaction quant à la prise en charge par votre médecin traitant et/ou votre gastroentérologue, ou encore les résultats décevants des traitements que vous avez suivis.

Si vous consultez, vous êtes le plus souvent pris en charge en médecine de ville – en médecine générale pour les trois quarts, et par des gastroentérologues pour un quart. Les consultations pour trouble fonctionnel digestif représentent environ 25 à 50 % des motifs de consultation en hépato-gastroentérologie libérale !

De quel type de SII souffrez-vous ?

Les études montrent que la répartition entre les différents sous-types est assez équilibrée, chaque forme (diarrhée dominante, constipation dominante ou alternance de diarrhée et de constipation) représentant un tiers des cas. Cependant, les enquêtes réalisées aux États-Unis (chez 5000 personnes) et en Europe (chez plus de 42000 personnes) sur la base des critères de Rome, retrouvent une plus grande proportion de patients (près des deux tiers) présentant une alternance de diarrhée et de constipation – en revanche si l'on se fonde sur les déclarations des personnes interrogées, le pourcentage est plus équilibré entre les différents sous-types. Cette répartition peut être relativement différente selon les pays : ainsi, on trouve plus de formes avec diarrhée en Chine, et plus de formes avec constipation en Italie, mais aussi en Inde et au Mexique. Ces différences peuvent être en partie liées aux habitudes alimentaires, mais celles-ci ne suffisent pas à tout expliquer.

Êtes-vous un homme ou une femme ?

Toutes les études occidentales s'accordent pour retrouver une plus grande fréquence de la maladie chez les femmes : ainsi, 2 à 3 fois plus de femmes que d'hommes sont touchées par le SII dans les populations occidentales. Différentes hypothèses ont été émises pour expliquer ce déséquilibre, comme le rôle des hormones ou une différence d'intégration des messages provenant du tube digestif au niveau du cerveau. Un biais pourrait aussi venir de la façon dont est traitée cette maladie par la presse. Par exemple, en France, cette maladie a une connotation plutôt féminine et est souvent

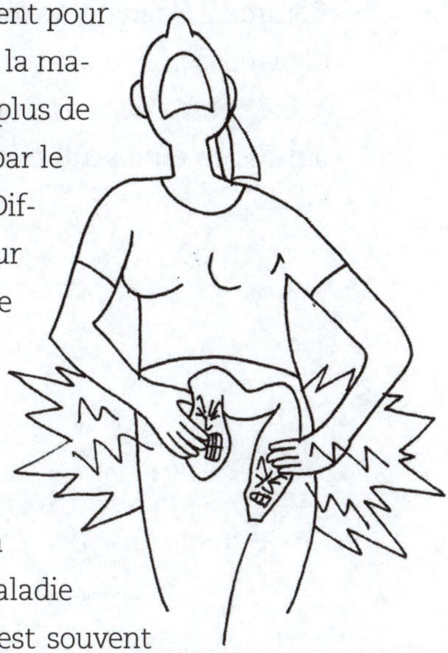

traitée dans la presse dite féminine, ce qui pourrait inciter plus de femmes que d'hommes à consulter.

Il est ainsi intéressant de noter que cette prédominance féminine n'est généralement pas retrouvée en Asie, où la plupart des études mettent en évidence une proportion équivalente d'hommes et de femmes souffrant de SII, comme en Inde et à Singapour. La Chine (où le SII est présent chez 6,5% de la population) représente une exception à cet égard, car l'on y retrouve plus de femmes que d'hommes touchées.

Quel âge avez-vous ?

Le SII est d'une maladie qui apparaît plutôt chez les adultes jeunes : il se déclare classiquement entre 20 et 30 ans. Cependant, il peut aussi démarrer dans l'enfance ou à l'adolescence. Parfois il démarre brutalement, et concerne alors plutôt des patients plus âgés (40-50 ans), qui sont majoritaires dans les études scientifiques publiées sur la maladie.
Comme il s'agit d'une maladie chronique et qu'il est rare qu'elle disparaisse, la colopathie fonctionnelle peut naturellement aussi concerner des personnes du troisième âge. Elles sont cependant sous-représentées dans les études.

Les maladies associées

Souvent, la colopathie fonctionnelle peut être associée à des maladies digestives comme la dyspepsie (l'équivalent du SII au niveau gastrique), ou non digestives, comme la fibromyalgie, le syndrome de fatigue chronique, la cystite interstitielle et la migraine. Toutes ces maladies sont elles aussi de diagnostic et de traitement difficiles, et souvent associées à des formes de colopathie plus sévères.

Si vous souffrez de colopathie fonctionnelle, vous avez peut-être également l'une ou l'autre des maladies décrites dans ce chapitre. Le SII est en effet plus fréquent parmi ces patients que dans la population générale. L'existence de ces maladies peut d'ailleurs, en cas de douleurs abdominales et de troubles du transit, orienter le diagnostic vers une colopathie fonctionnelle. Malheureusement, si vous souffrez d'une ou plusieurs de ces pathologies associées, il est probable que vous connaissiez aussi une colopathie de plus grande sévérité que si vous n'aviez aucun problème à côté. De ce fait, les patients souffrant de ces pathologies ont un plus grand recours au système de soins (consultations, traitements, réalisation d'examens).

Les maladies digestives potentiellement associées au SII

Le reflux gastro-œophagien

Il s'agit de la remontée dans l'œsophage du contenu de l'estomac, sans qu'il y ait vomissement. Des remontées d'acide de l'estomac vers l'œsophage peuvent survenir de façon normale, notamment après les repas : ce qui détermine le caractère anormal de ces reflux acides est leur trop grande fréquence, leur durée et/ou le fait qu'il occasionnent des symptômes comme le pyrosis (brûlures ressenties dans l'œsophage, derrière le sternum), des régurgitations (remontées alimentaires) ou des remontées de liquide amer.

Le reflux gastro-œsophagien est considéré comme une maladie quand les symptômes deviennent gênants par leur fréquence ou par l'altération de la qualité de vie qu'ils induisent. Il concerne 5 % de la population, mais des symptômes occasionnels sont plus répandus. Les reflux sont plus fréquents après les repas, et peuvent être favorisés par différents facteurs, comme une prise de poids. Certains aliments ou boissons, comme le café, la menthe et le vin favorisent aussi le reflux de façon indirecte, en ralentissant la vidange de l'estomac. Les aliments gras agissent de la même façon. Le reflux peut aussi être favorisé par des facteurs anatomiques, par exemple la présence d'une hernie hiatale (qui correspond au passage d'une partie de l'estomac au-dessus de sa position habituelle).

Le reflux gastro-œsophagien ne semble pas plus fréquent dans la colopathie que dans la population générale. En revanche, si vous avez une colopathie fonctionnelle, vous risquez plus facilement de souffrir de reflux résistant aux traitements classiques (inhibiteurs de la pompe à proton comme l'omeprazole et les autres médicaments du même type, qui bloquent la fabrication d'acide). Ceci pourrait être dû au fait que vous ayez un « œsophage acido-sensible » : la sensibilité exacerbée dont souffre le côlon peut en effet concerner d'autres organes (voir p. 138) : c'est ce phénomène qui génèrerait les sensations de brûlures œsophagiennes.

La dyspepsie

La dyspepsie concerne 5 % de la population générale et fait partie, comme le SII, des troubles fonctionnels digestifs. Elle peut donner différents types de symptômes :

- des douleurs abdominales dans la région de l'estomac, qui peuvent ressembler à des douleurs provoquées par un ulcère de l'estomac ou du duodénum ;
- une sensation de lenteur de digestion, des éructations fréquentes après les repas, une sensation de satiété précoce (impression que l'estomac est plein après seulement quelques bouchées), et une pesanteur au niveau de l'épigastre après les repas : cet ensemble de symptômes était autrefois appelé « dyspepsie pseudo-motrice », et pourrait correspondre à l'équivalent de la colopathie au niveau de l'estomac ;
- des « malaises » ou une somnolence forte et la nécessité de s'allonger après le repas : c'est ce que les Anglo-saxons appellent le « syndrome de détresse post-prandial » (*post-prandial distress syndrome*).

La dyspepsie s'accompagne d'examens tout à fait normaux

Comme il s'agit d'un trouble fonctionnel, la dyspepsie s'accompagne d'examens tout à fait normaux. Il n'est pas rare que des patients présentent simultanément ou successivement une colopathie et une dyspepsie. Les deux maladies sont associées dans 26 % des cas de SII, comme l'a montré récemment une étude française menée auprès de plus de 35000 internautes de la cohorte Nutrim et Santé. Des causes communes ont d'ailleurs été retrouvées à ces deux maladies. Cela est peut être lié à un trouble généralisé des sensations qui s'exprime à différents niveaux du tube digestif selon les moments. On dispose actuellement en France de très peu de médicaments pour soulager la dyspepsie. La dompéridone, prise avant les principaux repas, est un traitement qui améliore parfois les choses. Dans les formes sévères, on utilise aussi des antidépresseurs à faible dose ou l'hypnose (voir p. 228). Quand on retrouve la bactérie *Helicobacter pylori* dans l'estomac, il faut essayer de s'en débarrasser avec des antibiotiques. Sa disparition améliore parfois la dyspepsie.

Si vous souffrez de cette affection, essayez de faire des repas peu copieux et d'éviter les aliments trop gras.

Maladies associées non digestives

La fibromyalgie

Il s'agit d'une maladie de diagnostic difficile, prise en charge normalement par mes confrères rhumatologues. La colopathie va souvent avec la fibromyalgie, mais la réciproque est moins vraie. En effet, un à deux-tiers des patients avec une fibromyalgie connaissent ou connaîtront des manifestations de la colopathie fonctionnelle ; en revanche, il est plus rare de développer une fibromyalgie quand on souffre d'abord de colopathie fonctionnelle.

Les symptômes de la fibromyalgie associent notamment des douleurs pouvant être très handicapantes au niveau des articulations, une fatigue chronique, et des troubles du sommeil avec un sommeil non réparateur. Les examens radiologiques (radiographie standard, scanner ou IRM) réalisés pour les douleurs rhumatologiques sont généralement normaux. Il existe des critères diagnostiques, avec notamment treize points douloureux à rechercher.

Il existe quelques traitements spécifiques, mais si vous souffrez de cette pathologie et que votre qualité de vie est très altérée, il peut être utile de vous faire suivre dans un centre antidouleur. La prise en charge non médicamenteuse fait aussi partie intégrante du traitement. Il existe plusieurs associations de patients avec fibromyalgie, dont la plus active est Fibromyalgie France.

Le syndrome de fatigue chronique

Le syndrome de fatigue chronique affecterait 0,4 % de la population générale. Il s'agit d'une maladie de diagnostic difficile, qui est peu connue des médecins. Son nom même prête à sourire, car tout le monde se sent fatigué à un moment ou à un autre, et dans l'esprit des gens, une fatigue permanente est souvent associée à de la paresse ; en outre, la fatigue est un symptôme qui n'est spécifique d'aucune maladie.

Il existe cependant des critères diagnostiques pour cette maladie qui est associée dans un cas sur deux au SII. La fatigue chronique présente les caractéristiques suivantes :

- elle persiste depuis plus de 6 mois ;
- elle n'a pas de cause identifiée ;
- elle est sans lien avec une activité physique intense, mais elle peut être augmentée par les exercices physiques modérés (à la différence de la fatigue qui accompagne la dépression, qui n'est pas modifiée par l'activité physique) ;
- elle n'est en revanche pas améliorée par le repos ;
- la personne est conduite à réduire ou abandonner ses activités habituelles, en raison de l'épuisement continu sévère.

Le diagnostic est fait en général par des spécialistes en médecine interne. En l'absence de test diagnostique, il faut éliminer d'autres maladies pouvant aussi être responsable de fatigue chronique. Si le repos n'aide pas les patients, il est au contraire recommandé de débuter ou de reprendre une activité physique, même modérée. Si vous souffrez de cette maladie, votre participation active est nécessaire à votre prise en charge, qui doit être globale. N'hésitez pas à vous rapprocher de l'Association française du syndrome de fatigue chronique.

La cystite interstitielle

Il s'agit d'une maladie rare qui donne des douleurs et des envies fréquentes et urgentes d'uriner sans infection urinaire. Après avoir uriné, une nouvelle envie réapparait après seulement quelques minutes, alors que la vessie n'est pas pleine.

Le SII serait présent chez environ un tiers des patients avec cystite interstitielle. Celle-ci touche plus fréquemment la femme (9 cas sur 10), avec un pic de fréquence vers l'âge de 30-40 ans.

Cette maladie peut avoir des conséquences non négligeables sur la vie personnelle et professionnelle, et engendrer une perte d'autonomie. Des mécanismes similaires à ceux retrouvés dans colopathie fonctionnelle ont été identifiés dans la cystite interstitielle, notamment une infiltration de la paroi par des cellules jouant un rôle dans l'inflammation. Le traitement de la cystite interstitielle est difficile.

Le syndrome de dysfonction de l'articulation temporo-mandibulaire

Cette pathologie peut provoquer des douleurs de l'articulation temporo-mandibulaire, des douleurs de la face de type décharge électrique et des maux de tête. Une diminution de l'ouverture ou des craquements de la mâchoire, ainsi que des fourmillements autour de la mâchoire peuvent aussi en être les signes. Selon certaines études, ce syndrome pourrait être présent chez 16 %

des patients avec SII. À l'inverse, le SII serait présent chez 64 % des patients souffrant de ce syndrome.

Sensibilités diverses, même combat

L'association de ces diverses maladies digestives et non digestives – qui ont parfois des mécanismes communs – les a fait regrouper depuis peu sous le terme général de « syndromes de sensibilisation centrale ».

La migraine

Les statistiques montrent que les patients avec colopathie fonctionnelle souffrent plus fréquemment de migraines que les autres. Des neurotransmetteurs (molécules jouant le rôle de messagers entre les cellules nerveuses) présents au niveau du cerveau, comme la sérotonine, jouent un rôle important dans les migraines. Certains traitements des migraines ciblent ces récepteurs de la sérotonine, qui joue aussi un rôle potentiel important dans la colopathie (voir p. 137).

Comment évolue le SII ?

Le plus souvent, la colopathie fonctionnelle débute progressivement et sans facteur déclenchant. Dans 20 % des cas cependant, elle fait suite à un événement aigu, comme une forte gastroentérite ou un choc psychologique. Le SII est chronique, mais ses symptômes peuvent évoluer au cours du temps, et parfois même disparaître pour de courtes périodes. Il n'existe aucun risque de décès lié à la maladie, ni de risque de transformation en maladie inflammatoire digestive (maladie de Crohn ou rectocolite) ou en cancer. Cependant, la colopathie ne protège d'aucune autre maladie ; d'autres pathologies peuvent donc survenir après son diagnostic, sans pour autant avoir de lien avec elle.

Comment apparaît la colopathie ?

Pour environ 80 % des patients, il est difficile de dire précisément quand la maladie a commencé. Nombreux sont ceux, parmi mes patients, qui me disent souffrir depuis l'enfance ou l'adolescence. Le début de leur maladie garde un caractère mystérieux et lointain. Dans environ 20 % des cas en revanche, il existe un avant et un après, avec un souvenir précis des circonstances dans lesquelles la maladie est apparue, et parfois même une date. Par la suite, il n'est pas possible de distinguer les SII apparus brutalement des formes « classiques », avec démarrage insidieux.

Quand la colopathie démarre brutalement

Différents types d'événements aigus peuvent être à l'origine d'une colopathie fonctionnelle. La forme la mieux connue et explorée est celle qui correspond à l'apparition de la maladie dans les 6 à 12 mois suivant une forte gastroentérite aiguë. On parle alors de « syndrome de l'intestin irritable post-infectieux ». Différentes publications scientifiques ont relaté ces faits après des épidémies survenues dans différents pays (Espagne, Italie, Québec), le plus souvent dans des zones relativement isolées, permettant de suivre les patients au fil du temps. En Espagne par exemple, une grande partie de la population d'un village et des villages alentours (1243 personnes sur 9004 habitants de la région) a été contaminée pendant les fêtes de la Saint-Jean par une bactérie (*Salmonella enteritidis*) présente dans des gâteaux à la crème provenant tous de la même boulangerie ! Dans les 6 à 12 mois suivants, un certain nombre des gourmands avait développé un SII.

Ces formes de colopathie post-infectieuses ont été associées à différentes bactéries, notamment des salmonelles (*Salmonella*), des shigelles (*Shigella*), ainsi que *Campylobacter*, une bactérie fréquemment impliquée dans les diarrhées de cause infectieuse, et la célèbre *Escherichia coli*. Des cas de SII sont également apparus après des infections virales.

On estime qu'après une gastroentérite, le risque de développer un SII se situe autour de 20 % ; ce risque est d'autant plus important que l'épisode infectieux a duré longtemps (plus de 5 jours), qu'il est survenu chez une femme plutôt que chez un homme, et dans un contexte de stress et d'anxiété. Les SII résultants sont plutôt des formes avec diarrhée prédominante. Une dyspepsie (équivalent du SII au niveau de l'estomac) peut également survenir, comme cela s'est produit à la suite de l'infection collective espagnole.

On estime qu'après une gastroentérite, le risque de développer un SII se situe autour de 20 %.

Certains facteurs génétiques pourraient favoriser l'apparition de la colopathie après un épisode aigu infectieux. L'étude précise de ces formes par des chercheurs a permis de mettre au jour de nouveaux concepts, comme celui de maladie « micro-inflammatoire » (voir p. 125). Plus récemment, on a découvert qu'une colopathie fonctionnelle peut aussi apparaître après une sigmoïdite (une inflammation aiguë des diverticules du côlon).

D'autres types d'évènements pouvant être à l'origine de l'apparition brutale d'un SII ont été décrits. Il s'agit notamment de chocs psychologiques et de stress importants. On a ainsi vu des cas apparus après un deuil ou une séparation. Des études ont aussi rapporté que des abus sexuels dans l'enfance ont pu être associés à l'apparition de la maladie à l'âge adulte. Ces constatations sur le rôle possible du stress sont à l'origine du développement de certains modèles animaux, utilisés pour essayer de comprendre la maladie et de trouver de nouvelles pistes.

L'évolution du SII au cours du temps

L'évolution des symptômes

Trois évolutions spontanées (sans traitement) des symptômes sont possibles au cours du temps : l'aggravation, l'amélioration et, dans le meilleur des cas, la disparition. Des études réalisées notamment dans les pays scandinaves, qui disposent de registres, se sont penchées sur le devenir des patients ayant consulté pour colopathie fonctionnelle. Les données obtenues sont plutôt encourageantes, car 5 ans après le début de la maladie, 50 % des patients seulement présentent encore des symptômes. Dans le cas des formes post-infectieuses, ce serait même un peu mieux, avec seulement 40 % de patients symptomatiques après 5 ans. Mais il ne s'agit que d'une mesure instantanée : ces études ne disent pas si les patients libérés de la maladie à ce moment-là avaient des symptômes 1 mois avant, ou si ceux-ci n'ont pas fait leur réapparition peu de temps après. Les chercheurs n'ont pas la possibilité d'interroger en permanence les patients concernés : ces études ne peuvent donc pas révéler précisément l'évolution du SII au fil du temps. Mon expérience, acquise au fil d'années de consultation, en suivant les mêmes personnes ou en recevant des patients dont la maladie est très ancienne, ne me permet malheureusement pas d'être aussi optimiste. La colopathie fonctionnelle est bien une maladie chronique, qui peut durer des dizaines d'années : c'est pour cette raison que je me bats pour rechercher en permanence la meilleure prise en charge possible pour vous soulager.

Au fil du temps, le type de trouble du transit peut également se modifier, et l'on peut passer d'une forme avec constipation (ou diarrhée) à une forme avec alternance de diarrhée et de constipation. Des modifications plus radicales, comme le passage d'une forme avec constipation à une forme avec diarrhée prédominante sont plus rares, mais ont tout de même été décrites (selon une étude, elles concerneraient 14 % des cas). La colopathie peut également ne pas être isolée, mais associée à certaines maladies, digestives ou non (voir p. 85) : par exemple une dyspepsie (selon une étude, elle apparaît au bout de 1 an chez 22 % des patients), ou des maladies non digestives, comme une fibromyalgie ou des migraines.

L'évolution de la sévérité de la maladie

Dans différentes études sur l'évolution de la sévérité du SII, la maladie était moins sévère au fil du temps. En pratique, cela ne me semble pas évident. Avec une maladie qui dure s'installe la lassitude, et une souffrance souvent plus importante qui peut aussi générer un état dépressif réactionnel, comme cela est le cas dans beaucoup de maladies chroniques. Dans l'étude réalisée chez les patients membres de l'APSSII, la sévérité n'était pas liée à la durée d'évolution de la maladie.

Risque d'évolution de la colopathie vers une autre maladie digestive

Rassurez-vous, la colopathie n'est pas une maladie « grave » au sens d'une maladie avec un risque de décès augmenté. Quand on a une colopathie, on vit aussi longtemps que les autres. Par ailleurs, la colopathie fonctionnelle ne se transforme jamais en d'autres maladies, comme la maladie de Crohn ou le cancer du côlon. Toutefois, elle n'a pas de vertu protectrice non plus. Ainsi, comme il s'agit d'une maladie fréquente, il peut arriver que l'on développe secondairement une autre maladie, sans aucun lien de causalité entre les deux.

Troisième partie

Quel est le retentissement social du SII ?

Le SII peut avoir un retentissement important et être responsable d'un sentiment d'isolement et d'une altération de la qualité de vie qui peut toucher tous les domaines (travail, relation avec les autres, sommeil, sexualité, alimentation), autant que d'autres maladies chroniques pourtant jugées plus sévères. Il peut entraver la scolarité ou la vie professionnelle, être responsable d'un état dépressif secondaire et s'accompagner d'idées suicidaires. Le coût de la maladie pour les malades et pour la société est également important.

Le SII est associé à une altération de la qualité de vie qui est corrélée à la sévérité, variable, de la maladie. En cas de symptômes importants, vous êtes nombreux à ne pas consulter, ou à consulter rarement, pour cette pathologie.

À l'inverse, si vous avez des douleurs intenses ou des troubles du transit gênants, vous consultez probablement régulièrement le même médecin ou des médecins différents, à la recherche d'une amélioration de votre état de santé.

Retentissement du SII sur la vie personnelle

C'est un problème du SII : on ne pense pas de prime abord que des gens qui ont l'air bien portants puissent aller vraiment mal. Spontanément, beaucoup de mes confrères pensent que quand on a une MICI (maladie inflammatoire chronique intestinale comme la maladie de Crohn), on souffre plus que si on a une colopathie. La qualité de vie peut être mesurée par des échelles qui étudient le retentissement de la maladie dans différents domaines ou « dimensions » (vie familiale, sexuelle, professionnelle, alimentation, sommeil...) qui doivent être renseignés par les malades eux-mêmes et non par les médecins. Et l'on sait bien qu'il peut y avoir de grands écarts d'appréciation entre les deux ! Il existe des échelles générales que l'on peut appliquer à toutes les maladies, et des échelles spécifiques à certaines spécialités (pathologie digestive ou cardiologie, par exemple), voire des échelles propres à une maladie.

Pour le SII, deux échelles sont principalement utilisées, l'IBS-QoL (*Irritable Bowel Syndrome Quality of Life*), développée aux États-Unis, et le *FDDQOL* (*Functional Digestive Disorder Quality of Life*), développée en Europe. Une chose est sûre : votre souffrance est bien réelle et parfois difficile à supporter. Comme l'a montré une étude américaine, l'altération de qualité de vie que vous pouvez connaître au cours du SII est parfois importante et jugée équivalente ou supérieure, dans certains domaines, à d'autres pathologies chroniques comme la maladie de Crohn. Comme l'a montré une étude américaine publié par le Dr Gralnek en 2000, cette altération est supérieure à celle du diabète et du même niveau que celle de l'insuffisance rénale, qui nécessite pourtant de longues séances de dialyse chaque semaine.

Je tiens à vous raconter ici deux anecdotes qui illustrent mon propos. Lors de la première assemblée générale de l'APSSII, nous avions rencontré, avec notre présidente Mme Suzelle Façon, un couple qui nous a exposé les raisons de son adhésion. Le mari souffrait aussi d'une hépatite C qui avait donné lieu à un cancer du foie ; il avait été pris en charge dans un service expert de l'hôpital Beaujon, où il avait été transplanté. Lui demandant, un peu étonné, pourquoi il avait adhéré à notre association plutôt qu'à celle des patients transplantés ou victimes de l'hépatite C, il m'a dit que son cancer et la transplantation n'étaient rien à côté des souffrances qu'il endurait au quotidien à cause de sa colopathie. Je dois avouer avec un peu de honte que je me suis empressé de raconter cela à mon confrère hépatologue, qui ne me croyait pas. La deuxième histoire est celle d'une de mes patientes vue, qui m'avait signalé dans ses antécédents médicaux une rectocolite hémorragique. En l'interrogeant un peu plus sur cette maladie, elle me raconta qu'elle avait eu une forme sévère avec une longue hospitalisation et la menace d'une opération pour lui ôter le côlon. Pourtant son seul motif de consultation était aujourd'hui le syndrome de l'intestin irritable, qui lui gâchait la vie.

Mon but n'est pas de comparer des maladies entre elles pour établir une échelle de valeur ; je veux simplement souligner les souffrances qui accompagnent la colopathie et qui ne sont pas inventées, quand bien même beaucoup de médecins la placent au plus bas de l'échelle et la considèrent comme une « fausse maladie ». Ce que je veux vous dire aussi, c'est que – bien que chaque patient soit un cas individuel – toutes les souffrances se valent pour qui les endure. Quand la maladie ne vous laisse pas de répit malgré les traitements et envahit votre vie au quotidien, qu'il s'agisse de la maladie de Crohn, d'un cancer ou de la colopathie fonctionnelle, alors votre qualité de vie est souvent très altérée.

Dans une étude française réalisée à Clermont-Ferrand il y a plus de 10 ans par le Pr Michel Dapoigny, 68 % des patients interrogés déclaraient que la maladie les empêchait de réaliser certaines activités, et plus de 37 % que les symptômes du SII étaient pour eux gênants ou très gênants.

Sévérité de la maladie et qualité de vie

L'influence du type de trouble du transit

On pourrait penser « intuitivement » qu'il peut être plus gênant d'avoir une forme avec diarrhée prédominante plutôt qu'une forme avec constipation. Il n'en est rien. Dans l'étude de l'APSSII, la sévérité et la qualité de vie n'étaient pas influencées par le type de trouble du transit. Les problématiques sont différentes, mais affectent tout autant la qualité de vie.

TÉMOIGNAGE

Madame R. B., souffrant de SII avec constipation prédominante

« On ne pense généralement pas au temps que l'on peut passer dans ce petit espace qu'on nomme "les toilettes". Parfois c'est très long. Et en plus se rajoutent des bouffés de chaleur très gênantes. Je peux ressentir le besoin de me déshabiller pour me sentir plus à l'aise pour l'évacuation, s'il y a évacuation... Celle-ci est tellement difficile que j'en sors épuisée, vidée et avec un visage tiré comme si je combattais avec moi-même. J'ai tellement poussé que les petits vaisseaux de mon visage ont éclaté. Une fois que j'ai terminé, je dois parfois déboucher la cuvette bloquée par les selles. Il m'arrive de rester 3 semaines sans aller à la selle, alors je me fais vomir après les repas. Plus rien ne passe ni par le haut et ni par le bas. Je vis ma maladie dans la solitude, la honte et l'incompréhension de mon entourage et des médecins. »

La qualité du sommeil

Le sommeil est une dimension importante de la qualité de vie. Or, si vous souffrez de SII, il est fréquent que votre sommeil soit altéré, surtout en cas de forme sévère. Les troubles du sommeil peuvent aussi majorer vos symptômes, notamment les douleurs au lendemain d'une nuit perturbée. Une étude récente montre que les niveaux de mélatonine pourraient être plus bas chez les patients avec SII-D, ce qui pourrait avoir des implications sur la qualité du sommeil. Les enregistrements montrent parfois un sommeil fragmenté. La qualité du sommeil ressentie semble également moins bonne que la qualité enregistrée par les appareils de mesure. La dyspepsie et le reflux peuvent également avoir un impact négatif sur le sommeil.

La mélatonine

Souvent appelée « hormone du sommeil », la mélatonine est fabriquée dans le cerveau en réponse à une absence de lumière. Elle régule les cycles biologiques liés aux différentes phases de la journée.

La sexualité

27 % des patients de l'étude menée à Clermont-Ferrand déclarent que leur sexualité est altérée. Une étude américaine a également montré une baisse de la libido chez 36 % des hommes et 28 % des femmes touchés par le SII. Des douleurs pendant les rapports sont plus fréquentes chez les femmes (16,4 %) que chez les hommes (4 %).

L'alimentation

L'alimentation est également perturbée. Dans une étude suédoise réalisée par le Pr Simren, les deux-tiers des patients interrogés déclaraient que les repas déclenchaient ou aggravaient des symptômes (voir p. 166). L'étude française réalisée en 2001 montrait que :

- 57 % des patients avaient arrêté de consommer des aliments qu'ils aimaient ;
- 46 % ne pouvaient pas manger autant qu'ils le voulaient ;
- un tiers des patients avaient modifié leur alimentation.

Les régimes suivis par les patients, comme le régime sans gluten (voir p. 174) ou le régime pauvre en Fodmap (voir p. 178) peuvent aussi impacter la qualité de vie en limitant les aliments disponibles et en isolant les patients, rendant d'autant plus difficiles les sorties au restaurant ou chez des amis.

TÉMOIGNAGE

Monsieur S. M., souffrant de SII avec diarrhée prédominante

« J'ai 6 à 12 selles par jour en urgence ! Je ne peux pas travailler, je n'ai plus de vie sociale, les amis n'en parlons pas, ma maladie fait fuir tout le monde. Le repas à peine terminé, c'est la course aux toilettes : les sorties au restaurant sont une horreur. Toute sortie doit être accompagnée de tout un tas de précautions, comme ne pas manger tout simplement. Je n'ai pas d'autre solution… et encore cela ne règle pas tout. »

Le SII : isolement et tabou

Compte tenu du manque de reconnaissance de la pathologie, du fait notamment d'un déficit d'information du grand public sur la maladie et ses conséquences, il est tout à fait normal de ressentir un sentiment d'isolement et d'avoir du mal à parler de votre maladie à votre entourage familial, à vos amis, ainsi que dans votre travail. Peut-être aussi avez-vous peur d'être considéré comme un simulateur ou une personne qui se plaint trop facilement.

Une des raisons de l'isolement est le caractère tabou de cette maladie qui touche au tube digestif et au transit. C'est d'ailleurs sur cela qu'avait titré Nice-Matin lors du lancement de l'association des patients à Nice en 2011 : une « maladie taboue ».

On peut voir d'autres manifestations de ce côté peu « glamour » de la maladie. L'APSSII ayant été sollicitée pour que des patients viennent témoigner à la télévision, j'avais contacté une de mes jeunes patientes qui venait en consultation avec sa mère, et qui était membre de l'association. Elle m'a alors répondu très honnêtement qu'elle ne voulait pas que ses copines, qui n'étaient pas au courant de sa maladie, se moquent d'elle. D'ailleurs, on n'a toujours pas pu trouver de célébrité ayant révélé publiquement souffrir du SII ! Pourtant, compte tenu de la fréquence de la maladie, les candidats devraient être nombreux pour représenter les malades, comme ils n'hésitent pas à le faire pour le diabète, la mucoviscidose, le cancer, la dépression ou l'anorexie.

On n'a toujours pas pu trouver de célébrité ayant révélé publiquement souffrir du SII !

Des idées suicidaires augmentées

Des études ont montré une augmentation des idées suicidaires, qui sont multipliées par 2 à 4 chez les patients avec un SII. Les facteurs identifiés sont les douleurs abdominales et des facteurs psychologiques comme la dépression ou l'anxiété. Une étude anglaise a mis en évidence que les idées suicidaires varient selon les médecins que l'on consulte : on les retrouve chez 4 % des patients avec SII en médecine générale, 16 % en médecine spécialisée et 38 % dans les centres experts. Dans ces derniers, la présence des idées suicidaires est même plus fréquente qu'en cas de maladie inflammatoire intestinale (38 % versus 15 %). Le nombre de tentatives de suicides est également plus élevé (5 % versus 1 %). Une autre étude a montré que 20 % des patients parmi ceux ayant le plus recours aux soins et présentant une hypersensibilité viscérale (baisse des seuils de sensations et notamment du seuil de douleur) peuvent avoir des idées suicidaires. Si c'est votre cas, surtout faites-vous aider : association, médecin… ne restez pas seul avec ces idées noires.

Impact du SII sur la qualité de vie du conjoint

L'altération de la qualité de vie du conjoint d'un patient est un paramètre mesurable par différentes échelles. Ceci a été bien démontré en cas de cancer où, comme on s'en doute, la maladie a un retentissement considérable dans le couple, avec notamment de l'inquiétude pour la survie du conjoint et des angoisses par rapport à l'avenir.

Une étude récente a analysé la qualité de vie de 152 conjoints de patients avec SII en utilisant la même échelle : elle a montré une altération de même niveau que celle retrouvée en cas de cancer. Dans cette étude, l'altération de la qualité de vie du conjoint était reliée à la sévérité du SII et associée également à une diminution de la satisfaction apportée par les relations sexuelles – qui n'étaient cependant pas moins fréquentes.

Retentissement du SII sur la scolarité et les études

On dispose de peu de données publiées illustrant le retentissement de la maladie sur la scolarité des enfants et/ou des adolescents. Pour les enfants, on parle plutôt de troubles du transit et d'une entité appelée par les pédiatres « syndrome douloureux abdominal fonctionnel » ou « Sdaf ». Aussi, dans la pratique, parle-t-on rarement de colopathie fonctionnelle avant l'adolescence. Mais lorsque la maladie existe, elle perturbe de façon importante la scolarité.

Une jeune fille est venue récemment me voir en consultation avec sa mère. Elle avait précisément un Sdaf associé à une dyspepsie (trouble fonctionnel qui touche l'estomac) qui avait débuté un an auparavant, vers l'âge de 15 ans, à la suite d'une forte gastroentérite. Elle se plaignait de manière très fréquente de douleurs importantes, qu'elle évaluait à 8 sur une échelle de 10, et qui l'ont écartée des cours et obligée pendant un an à suivre une scolarité à la maison. Grâce à un traitement antidépresseur à faible dose qui a permis de diminuer l'intensité et la fréquence des épisodes douloureux, elle envisageait de retourner au lycée.

Le tabou du SII est plus important à cet âge, car il est important de ne pas s'isoler, et les adolescents que j'ai vus en consultation ne veulent surtout pas faire savoir qu'ils ont cette maladie à leurs camarades. Il n'existe pas non plus de reconnaissance de l'éducation nationale pour cette maladie. Récemment une mère, qui avait demandé si son enfant pouvait avoir du temps supplémentaire ou des possibilités aménagées de sortie pour les épreuves du bac, comme cela est accordé dans d'autres pathologies, n'a pas obtenu gain de cause, car le médecin scolaire lui a répondu que « ce n'est pas une maladie ».

Retentissement du SII sur la vie professionnelle

Les douleurs abdominales, les gaz et les troubles du transit peuvent être difficiles à vivre sur le lieu de travail. En outre, il existe un manque de reconnaissance dans le monde du travail, du fait d'un déficit d'information.

Il est évident que les symptômes, quand ils sont sévères, sont difficilement compatibles avec un certain nombre de métiers. Ainsi, une de mes patientes, qui souffre d'une colopathie fonctionnelle avec diarrhée prédominante, était caissière dans une grande surface ; elle avait des envies intempestives qui l'obligeaient à quitter sa caisse sur le champ, car elle disposait de moins de 5 minutes pour trouver des toilettes. Pour cette autre patiente, se concentrer dans une réunion de marketing qui s'éternise devient très difficile dès lors qu'elle a très mal au ventre. L'altération de la qualité de vie liée SII, et qui touche différents domaines, impacte donc aussi l'efficience au travail. Des données américaines rapportent ainsi une diminution moyenne de 20 % de la productivité des employés avec SII.

Au maximum des symptômes, il peut être impossible de travailler. Dans une étude réalisée en France en 2001, 10 % des patients déclaraient avoir eu dans l'année un arrêt de travail en rapport avec le SII. Cela représentait jusqu'à 3,2 jours par patient et par an. Comme on peut s'en douter, le motif inscrit par le médecin pour justifier d'un arrêt de travail n'est jamais colopathie fonctionnelle, même en précisant qu'il s'agit d'une forme sévère et réfractaire aux traitements médicaux. Par crainte d'un contrôle de la sécurité sociale, qui ne considèrerait pas le SII comme une vraie maladie, les motifs les plus fréquemment déclarés d'après les sondages que j'ai faits auprès de mes patients et de certains confrères sont : dépression, grippe, gastroentérite... Si cela protège en cas de contrôle, cela ne permet malheureusement de comptabiliser ces arrêts ni de mesurer l'impact réel de la maladie... ce qui permettrait ensuite de discuter sur de bonnes bases avec la sécurité sociale.

Le motif inscrit par le médecin pour justifier d'un arrêt de travail n'est jamais colopathie fonctionnelle.

Le SII est parfois à l'origine d'un choix d'orientation professionnelle pendant les études ou, après une première expérience professionnelle difficile, il peut pousser à une reconversion. Ainsi de nombreux patients travaillent à domicile pour mieux gérer leurs symptômes. Pour les mêmes raisons, un de mes patients est devenu juriste après avoir renoncé à exercer comme avocat, de peur de ne pas pouvoir tenir sans aller à la selle pendant la durée des plaidoiries.

Un coût non négligeable pour les patients

Dans un pays comme la France avec son système de prise en charge sociale performant, on pourrait penser qu'il ne reste que peu à la charge des patients. Voici une autre idée fausse, car dans cette maladie, la prise en charge n'est souvent pas optimale, avec des traitements d'efficacité modeste, et les patients y sont souvent de leur poche. Du fait d'une détérioration parfois importante de la qualité de vie, on est prêt à payer pour aller mieux, ou à essayer des traitements qui n'ont pas fait leurs preuves, sur la base de simples témoignages d'amélioration.

Les probiotiques reviennent en moyenne de 20 à 30 euros par mois

Aussi, même des patients aux revenus modestes font-ils des dépenses importantes par rapport à leurs ressources. Des études ont montré que le « reste à charge » des patients pour la colopathie fonctionnelle est de 30 euros par mois. Pour certains de mes patients, c'est un minimum ! Une enquête américaine réalisée en 2002 a montré que sur 3 mois, les patients avaient dépensé 288 dollars (environ 260 euros) entre traitements en vente libre et traitements alternatifs.

Je demande actuellement à mes patients, dans le cadre d'une étude sur le coût du SII, le prix de revient des différents traitements qu'ils prennent. Les probiotiques reviennent en moyenne de 20 à 30 euros par mois. L'acupuncture ou l'ostéopathie, rarement prises en charge (et, lorsqu'elles le sont, incomplètement le plus souvent) coûtent environ 50 euros par séance (mais cela peut dépasser 60 ou 70 euros, notamment en région parisienne), avec des séances souvent répétées mensuellement pour l'ostéopathie. Les cures thermales, bien qu'en partie remboursées, ont également un coût non négligeable (ne seraient-ce que les frais de transport), et certains patients y retournent tous les ans.

Certains traitements,
bien qu'ayant fait la preuve
de leur efficacité,
ne sont pas remboursés

Pour les patients constipés, la pratique des grands lavements (hydrothérapie) peut s'élever à 100 euros la séance. L'hypnose, qui est peu accessible, coûte souvent bien cher en dehors des centres antidouleur, qui sont malheureusement débordés et ont des listes d'attente interminables. On trouve difficilement une séance de 45 minutes ou d'1 heure à moins de 60 euros, et certains praticiens vont même jusqu'à demander 150 euros. Le réveil peut être brutal quand on sait qu'il faut au minimum 5 à 6 séances d'une heure pour ressentir un soulagement ! Le coût de la prise en charge est, globalement, plus élevé en Île-de-France que dans les autres régions.

Enfin, certains traitements, bien qu'ayant fait la preuve de leur efficacité, ne sont pas remboursés. D'autres ne se trouvent pas. Ainsi le linaclotide (utilisé dans le traitement du SII-C) n'est pas disponible en France, mais on peut l'acheter ailleurs en Europe pour environ 90 euros par mois (sans compter les frais d'acheminement ou ceux du « tourisme médical »).

Cette liste des dépenses possibles n'est pas exhaustive. L'imagination des charlatans est sans borne pour berner des patients au désespoir d'améliorer des symptômes qui les gênent au quotidien, et qui se trouvent prêts à essayer toute sorte de nouveaux traitements sans preuve d'efficacité et souvent très chers (fasciathérapie, hydrothérapie du côlon...). Mes patients sont les premiers à m'informer de ces « nouveautés ». Peut-être avez-vous vous-même entendu parler, ou avez testé, certains de ces « traitements ». Certains examens inutiles sont aussi souvent ruineux, comme le dosage des anticorps de type IgG1 censés détecter des allergies alimentaires pour guider un régime d'éviction (entre 150 et 300 euros, non remboursés), alors qu'ils n'ont pas d'intérêt (voir p. 173). En dépit d'une aspiration bien légitime à trouver un traitement qui vous apporterait un soulagement, je ne peux que vous conseiller la méfiance en ce domaine.

Et un coût pour la société

Le SII est aussi à l'origine d'un coût important pour la société, du fait des charges directes (examens réalisés, consultations, médicaments), mais aussi indirectes (arrêts de travail, moindre productivité au travail...) – qui sont plus difficilement évaluables et moins bien étudiés. Les coûts directs moyens, évalués en France il y a une dizaine d'années dans une étude réalisée par le Pr Michel Dapoigny (Clermont-Ferrand), étaient déjà de 756 euros par patient et par an. Dans ces dépenses, les hospitalisations occupent une place minime, car l'essentiel des examens et de la prise en charge est réalisé en ambulatoire. Aux États-Unis, le « fardeau économique » (*economic burden*) – expression bien négative pour qualifier les dépenses de santé… –, le docteur Cash (cela ne s'invente pas !) parlait, en 2000, de coûts globaux du même ordre que ceux de l'hypertension artérielle (30 milliards de dollars versus 33 milliards de dollars), et supérieurs à ceux de l'asthme (15 milliards de dollars), de la migraine (14,4 milliards de dollars) et de l'insuffisance cardiaque (21 milliards de dollars). En France, d'après l'enquête réalisée par l'APSSII, 68 % des patients sont conscients des économies qui pourraient être faites s'ils allaient mieux. Une étude est actuellement en cours pour évaluer le cout global de la maladie pour le système de santé et pour les patients[1].

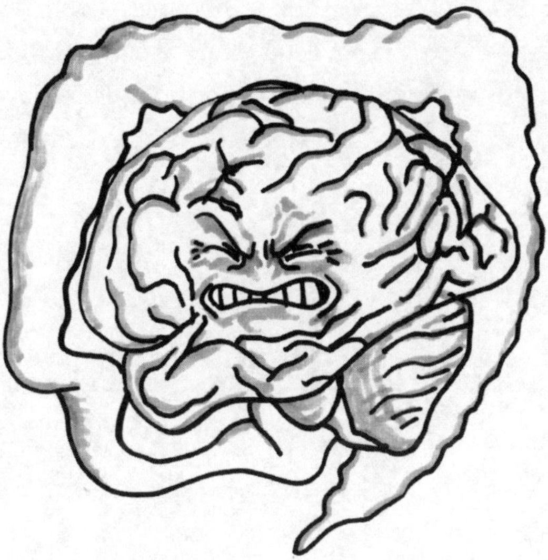

1. Cohorte SECSII, uivi Épidémiologique et des Coûts au cours du SII ; www.secsii.fr

Quatrième partie

À quoi est dû le SII ?

Les mécanismes impliqués dans le SII sont multiples. Certains ont pour origine le tube digestif (anomalies de la motricité digestive, micro-inflammation, anomalies du microbiote, etc), d'autres des anomalies au niveau du système nerveux (hypersensibilité, anomalies des contrôles de la douleur au niveau de la moelle épinière et du cerveau, stress et facteurs psychologiques). Aucun de ces mécanismes n'est présent chez tous les patients et, inversement, aucun patient ne présente tous les mécanismes. Il est difficile de deviner, sans pratiquer des examens qui sont du domaine de la recherche, quels sont les mécanismes en jeu chez une personne donnée.

Les mécanismes de la maladie

Globalement, les mécanismes de la maladie sont peu connus du grand public et même des médecins, notamment des généralistes, mais aussi de certains spécialistes. Certains de ces mécanismes ont cependant trouvé un écho important auprès du grand public et dans la presse, comme celui du rôle de la flore intestinale ou microbiote, et celui, très récent, de « deuxième cerveau » en parlant de notre ventre.

Cependant, les idées qui se répandent, relayées par les médias, sont souvent simplistes, et donc fausses, ou à tout le moins pas complètement vraies. C'est notamment le cas quand il s'agit d'extrapolations de concepts à partir d'études réalisées chez l'animal, qui sont à l'origine de déceptions à la hauteur des espoirs qu'ils ont générés. Il se trouve toujours des personnes peu scrupuleuses pour tirer profit de ces illusions, et proposer à la vente des traitements inefficaces, parfois à un prix élevé.

Le but de ce chapitre est de vous présenter le plus objectivement possible l'état actuel des avancées scientifiques sur la maladie. Je vous y expliquerai sur quelles données se fondent ces nouveaux concepts (données issues d'études réalisées chez l'animal ou chez l'homme), et s'il y a une source d'amélioration possible pour vous, ou bien si quelques années seront nécessaires pour espérer passer du concept au traitement.

Je dois vous préciser immédiatement que si de nombreux mécanismes de la maladie sont aujourd'hui connus, on ne sait souvent pas chez combien de personnes ils sont présents. Ce que l'on sait encore moins, c'est comment les différents mécanismes peuvent être associés chez une même personne. Ces inconnues rendent difficiles une prise en charge optimale de vos souffrances. En effet, si l'on ne peut prédire la présence d'un mécanisme chez un patient donné, et donc l'efficacité potentielle d'un traitement se fondant sur ce mécanisme précis, il y a forcement du tâtonnement dans la démarche thérapeutique. Or, tester des traitements agissant sur différents mécanismes peut prendre du temps, et vous demande de faire preuve de patience : ces explications, je l'espère, vous aideront à ne pas vous laisser gagner par le découragement.

Intestin notre ami

C'est une chance pour vous et pour une meilleure (re)connaissance de votre maladie, en ce moment l'intestin a « le vent en poupe » dans les médias et le grand public. J'ai moi-même collaboré à un dossier thématique publié dans la revue *Science et Avenir*, puis à une émission diffusée sur la chaine Arte (*Le ventre, notre deuxième cerveau*, diffusée pour la première fois en 2013). Ces concepts ont été repris dans un livre de ma confrère, le Pr Francisca Joly (Hôpital Beaujon) : *L'intestin notre deuxième cerveau* (2014). Plus récemment encore, une jeune collègue allemande, Giulia Enders, a publié un éloge de l'intestin, expliquant, sur un ton souvent humoristique, l'anatomie et la physiologie du tube digestif, et donnant des conseils pour un meilleur confort digestif : *le Charme discret de l'intestin* (*Darm Mit Charme*, 2014). Cet ouvrage a connu un succès incroyable et un peu inattendu (plus d'un million d'exemplaires se sont vendus en Allemagne, et l'ouvrage doit paraître dans près de 30 pays !). Ce succès éditorial est révélateur de la soif de mieux comprendre le fonctionnement de notre propre corps et, indirectement, du fait que beaucoup de personnes ont des problèmes digestifs !

Des souris et des hommes… l'exploration des mécanismes du SII

Comprendre les mécanismes du SII passe par différentes approches. Outre la prise en charge des patients, cette compréhension nécessite la réalisation de recherches fondamentales, menées d'une part chez l'animal, d'autre part chez l'homme.

L'exploration chez l'animal

Les études chez l'animal permettent de mieux explorer certains mécanismes de la maladie, et de tester éventuellement l'efficacité de certains traitements en fonction des mécanismes supposés présents.

Cette recherche est encadrée par des comités d'éthique adaptés à la recherche sur l'animal. Les « modèles animaux » les plus utilisés sont des rongeurs (rats ou souris). Il en existe aujourd'hui un nombre important qui permettent par exemple de voir l'effet d'un stress aigu ou chronique sur le développement de la maladie, ou de tester l'effet de tel ou tel probiotique ou de modification de l'alimentation.

À mon avis, ces recherches présentent un biais important : elles souvent réalisées en « vase clos » par des spécialistes de ces explorations, qui connaissent très bien ces modèles animaux, mais mal la pathologie chez l'homme. Il me semble au contraire important que ces scientifiques restent au contact (au cours d'études communes ou de congrès) de médecins en charge de patients au quotidien, et qui font aussi de la recherche sur les malades.

Un autre problème réside à mon sens dans l'extrapolation qui peut être faite des résultats, même quand ils ne sont pas (ou pas encore) confirmés chez l'homme : parfois spectaculaires et repris par la presse, ils peuvent être à l'origine de vains espoirs.

En effet, dans ces modèles animaux, on étudie souvent un seul mécanisme à la fois, chez des animaux qui peuvent avoir été modifiés génétiquement ou qui ont subi toutes sortes de « misères » : régime, stress aigu ou chronique, infection… Certains de ces modèles animaux sont si particuliers que, comme l'admettent certains collègues quand on en discute en *off*, on ne peut pas tester chez eux deux mécanismes différents, pourtant parfois associés chez l'homme. Il serait pourtant intéressant de tester ensemble plusieurs mécanismes chez l'animal, afin d'étudier leurs influences et interactions respectives. Ainsi, chez certains de ces rats ou de ces souris (bien différents de ceux que vous pouvez croiser dans vos greniers ou dans les rues !), on teste l'effet d'un changement de microbiote sur le comportement, mais pas sur les douleurs abdominales. La situation me semble parfois bien paradoxale quand, dans le même temps, on nous met bien en garde – à juste titre –, de ne pas extrapoler des résultats qui auraient été obtenus (par exemple) chez des patients avec SII à constipation prédominante à l'ensemble des patients avec SII.

Un autre point rend difficile l'exploitation de ces modèles animaux. C'est que l'idée que l'on se fait des mécanismes de la souris « colopathe » – et qui sont ensuite extrapolés à l'homme – provient souvent des résultats hétéroclites d'une succession d'études réalisées sur des modèles animaux différents, par différentes équipes, et qui sont ensuite mis bout-à-bout. Cela construit une « belle histoire », mais qui ne tient pas forcément debout !

Enfin, la plus grande incertitude à extrapoler à l 'homme des résultats d'études réalisées chez les rongeurs vient d'une différence que l'on met trop souvent de côté : ces espèces n'ont pas grand chose en commun, notamment quand on compare la complexité du cerveau ! Cela saute aux yeux dès que l'on met en parallèle des images des cerveaux humain et murin, comme l'a fait dans quelques conférences le Pr Emeran Meyer, un scientifique américain qui travaille sur l'activation de zones cérébrales en utilisant l'imagerie par résonnance magnétique fonctionnelle (IRMf).

La conséquence de cette différence est que beaucoup de paramètres que l'on mesure dans les études chez l'animal, tels que le comportement ou la réponse à la douleur (qui est déjà le fruit d'une extrapolation, car pour l'instant, les souris ne parlent pas), sont en fait des réponses reflexes liées à un cerveau archaïque. Elles ne font en tout cas pas intervenir de manière aussi complexe que chez l'homme l'anxiété et les expériences passées (agréables ou non), qui au final s'expriment dans une réponse traduite en termes de sensations ou de douleurs.

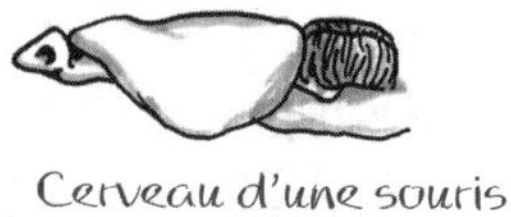

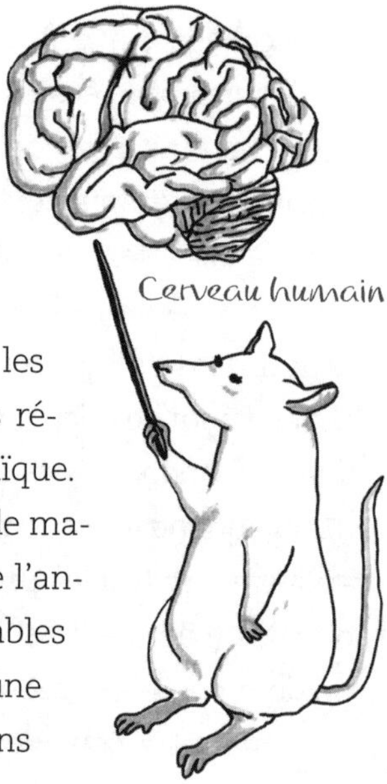

L'exploration chez l'homme

Les études réalisées chez l'homme sont nécessaires notamment pour confirmer ou infirmer des mécanismes mis en évidence chez l'animal. Comme dans la recherche sur les traitements (les deux étant d'ailleurs parfois liés), on met souvent en regard, pour comprendre les mécanismes, les résultats obtenus chez des patients avec SII et chez des sujets sains, qui doivent être le plus comparables possible (notamment en termes d'âge et de sexe). Ces recherches sont souvent difficiles à mettre en place. En effet, les patients en quête d'amélioration après différents échecs de traitement sont souvent plus enclins à participer à des études

« thérapeutiques », des « essais cliniques » où l'on teste de nouveaux médicaments, qu'à des études « exploratrices ». Pourtant, les études sur les mécanismes sont capitales pour faire progresser les connaissances sur la maladie, et sont une étape dont on ne peut se passer pour la mise au point ultérieure de nouveaux traitements.

Je dois toutefois dire que dans mon expérience, les malades, qui se sentent souvent isolés et ont bien conscience que peu de monde s'intéresse à leurs problèmes, participent volontiers à ce type de recherche quand ils le peuvent. La volonté de mieux connaître leur maladie et de faire avancer les connaissances dans ce domaine a d'ailleurs été soulignée dans l'enquête réalisée par l'APSSII où, parmi les raisons d'adhérer, la volonté de participer à la recherche concerne 80 % des adhérents. Dans une étude américaine sur les motifs de participation à la recherche, 44 % le feraient pour mieux comprendre leur maladie, un tiers pour aider les médecins à mieux la comprendre, et un tiers pour aider les autres patients.

Parfois, la participation à une de ces études peut permettre de découvrir que tel ou tel mécanisme est présent chez vous : votre médecin pourra alors pour proposer de tester un traitement qui a plus de chance de marcher chez vous – d'ores-et-déjà ou dès qu'il sera disponible, s'il n'a pas encore été mis au point.

Protéger le droit des patients dans le cadre de la recherche

Les recherches sur l'homme sont aujourd'hui bien encadrées. Le but de l'étude (par exemple l'étude du microbiote ou des mécanismes de la douleur) doit vous être clairement présenté, ainsi que ses contraintes (durée de l'étude, horaires et lieu de sa réalisation, type de prélèvements s'il y en a), lors d'un entretien et dans un document d'information écrit. Vous devrez aussi signer un consentement à participer à la recherche. Ces études ont normalement été validées par un comité d'éthique où figurent des médecins indépendants – qui ne sont pas nécessairement spécialistes de la maladie qui fait l'objet de la recherche –, mais aussi des membres de la société civile et des représentants des administrations et des usagers.

Que sait-on aujourd'hui des mécanismes du SII ?

Les causes et les mécanismes du SII sont multiples et toujours en partie mal ou non élucidés. Il existe des facteurs dits « périphériques » (liés à l'organe ou à son contenu) et des facteurs dits « centraux » (liés notamment aux contrôles des mécanismes de la douleur par la moelle épinière et le cerveau).

Les anomalies de la motricité digestive

Les anomalies de la motricité du côlon

C'est sur ce concept de trouble de la motricité que se fonde l'utilisation de traitements ayant une action potentielle sur les troubles moteurs, comme les antispasmodiques, qui agissent sur le muscle lisse intestinal.

Le tube digestif présente spontanément des contractions, à jeun ou en réponse aux repas : c'est ce que l'on appelle la motricité intestinale. Celle-ci peut être enregistrée notamment par des examens spécialisés appelés manométries. Jusque dans les années 1980, le SII n'était attribué qu'à des troubles de la motricité du côlon. Le schéma imaginé était simple, pour ne pas dire simpliste au regard de la complexité qui a depuis été mise au jour :

- dans les cas avec diarrhée prédominante, on pensait qu'il y avait trop de contractions ou des contractions trop fortes ;

- en cas de constipation prédominante, pas assez de contractions, ou des contractions de faible amplitude.

En fait, des enregistrements de la motricité ont montré que ces troubles sont inconstants : ils n'existent que chez 40 à 50 % des patients avec colopathie. Par ailleurs, dans ces études, l'analyse précise des enregistrements montre que symptômes et anomalies ne sont pas toujours associés : parfois, les patients signalaient des douleurs sans qu'aucune anomalie ne soit enregistrée sur les tracés.

La motricité digestive

La motricité digestive est assurée par des contractions successives et coordonnées des couches musculaires lisses du tube digestif, sous l'influence du système nerveux autonome. Ces couches comprennent une « circulaire interne » et une « longitudinale externe ». Une contraction de la couche circulaire interne d'une zone du tube digestif est suivie d'une contraction de la couche longitudinale. Ceci assure un raccourcissement de ce segment de tube digestif, permettant la progression du bol alimentaire dans la zone suivante. Les contractions du tube digestif forment au final une onde qui se propage de haut en bas.

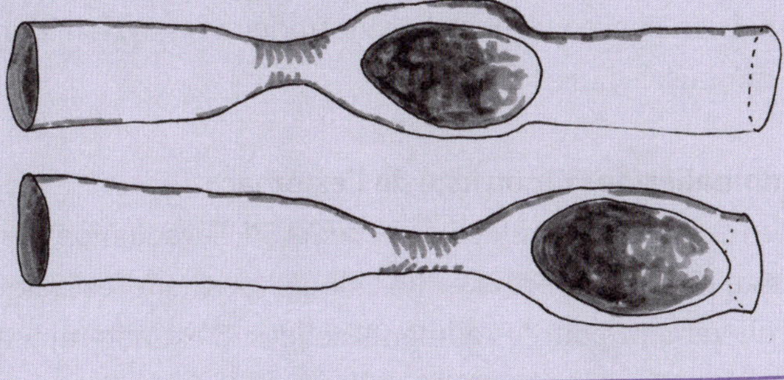

L'inconstance des anomalies chez les patients et l'absence de caractère systématiquement synchrone avec les douleurs questionnait déjà les causes supposées du SII dans les années 1980.

Des études basées sur le temps de transit dans le côlon montrent que 45 % des patients avec SII-D ont une accélération du transit colique et que 20 % des patients avec SII-C ont un ralentissement du transit colique.

Quand on réalise une manométrie ano-rectale chez certains patients avec constipation prédominante, on retrouve aussi un « asynchronisme abdomino-pelvien » : ceci correspond à la dissociation, lors d'une tentative de défécation, entre la poussée abdominale et le relâchement du sphincter anal externe qui doit normalement se produire. Les patients concernés contractent, sans en avoir conscience, leur sphincter anal externe, ce qui contrarie la sortie des selles. Ces patients doivent souvent pratiquer des « manœuvres digitales d'extraction » des selles, ce qui génère un ressenti très pénible, avec un sentiment de honte. La rééducation peut aider à corriger cette anomalie (voir p. 35).

La manométrie ano-rectale met parfois en évidence des ondes ultra-lentes (*ultra-slow waves* en anglais) au niveau du sphincter interne de l'anus. Elles sont souvent associées à un trouble de l'évacuation du rectum. On n'en connaît pas bien la signification, mais on pense qu'elles peuvent traduire un dysfonctionnement du muscle lisse à ce niveau.

Les anomalies de la motricité de l'estomac

Chez un certain pourcentage de patients SII, l'évacuation des aliments au niveau de l'estomac (la vidange gastrique) est ralentie, particulièrement pour les aliments solides. C'est notamment le cas chez les patients avec SII-C et chez ceux qui présentent aussi une dyspepsie.

Votre motricité digestive peut également être modifiée par certaines émotions. Ainsi la colère peut-elle diminuer les contractions gastriques de la partie basse de l'estomac (l'antre) si vous souffrez de SII, alors qu'elle aura l'effet contraire chez des sujets non malades. La colère augmente aussi les contractions au niveau du côlon.

Les anomalies de la motricité de l'intestin grêle

La motricité de l'intestin grêle est difficile à étudier, car elle nécessite des enregistrements de durée prolongée et la mise en place d'une sonde de manométrie au niveau de l'intestin grêle, ce qui est inconfortable pour le patient. Si vous êtes amené à passer un tel examen, on vous fera avaler cette sonde, qu'on laissera ensuite avancer, ou bien vous passerez une fibroscopie (sous anesthésie générale), au cours de laquelle la sonde sera tractée à l'aide d'une pince à biopsie.

Pour avoir des résultats exploitables, la motricité de l'intestin grêle doit être mesurée en phase de repos, ainsi que pendant et après un repas. Les enregistrements faits sur des patients SII – uniquement dans le cadre de la recherche – ont retrouvé des anomalies qui ne sont pas spécifiques du SII, comme une augmentation de la fréquence et de la durée des contractions, une réponse motrice exagérée lors du repas (c'est aussi le cas pour le côlon), une augmentation des vagues de contractions qui parcourent l'intestin grêle entre les repas et une augmentation des contractions rétrogrades (celles qui vont en sens inverse de la motricité digestive normale, c'est-à-dire du bas vers le haut) du duodénum et jéjunum. Ces anomalies de la motricité ont plus souvent été retrouvées en cas de diarrhée prédominante.

Le concept de maladie micro-inflammatoire

On peut retrouver au niveau de la paroi du tube digestif une augmentation des cellules impliquées dans le phénomène de l'inflammation. Cette micro-inflammation n'est pas visible lors de la coloscopie ; on la dit « micro » car elle n'est visible qu'au microscope électronique ou par des colorations spéciales obtenues grâce à des anticorps (on parle de technique d'« immuno-histochimie »). Par conséquent, on ne la voit même pas sur les biopsies au cours des analyses réalisées en routine ; elle n'a été mise en évidence que dans le cadre de travaux de recherche.

Les cellules impliquées dans l'inflammation que l'on retrouve en nombre supérieur à la normale sont :

- des lymphocytes (une variété de globules blancs) ;
- des cellules entérochromaffines (des cellules du tube digestif qui peuvent contenir de la sérotonine) ;
- des mastocytes, qui contiennent de nombreuses substances chimiques comme l'histamine, impliquée dans les phénomènes d'allergie, et la sérotonine, qui sert à la transmission de l'influx nerveux.

La localisation de ces cellules dans la paroi du tube digestif ne semble par être liée au hasard. Le Pr Giovanni Barbara (Bologne, Italie) a montré qu'on les retrouve en plus grand nombre à proximité des terminaisons nerveuses (les extrémités des cellules nerveuses qui forment les nerfs) qui transportent les messages douloureux de l'intestin vers le système nerveux central.

Si le concept de maladies micro-inflammatoire est récent, il est aussi robuste, car il a aussi été mis en évidence dans des études réalisées par des équipes de scientifiques de différents pays (à Barcelone, à Nottingham, au Canada) et à différents niveaux du tube digestif (jéjunum, iléon, côlon). Le nombre des mastocytes a aussi été corrélé, par une équipe française (dirigée par le Pr Thierry Piche, à Nice), au niveau de fatigue ou dépression ressenties par les patients.

Au total, environ 40 % des patients SII présentent une micro-inflammation de la paroi du tube digestif.

L'apport des SII post-infectieux

L'étude des formes de SII post-infectieuses (consécutives à un fort épisode de gastroentérite, voir p. 93) a été à l'origine de découvertes qui ont fait progresser la connaissance des mécanismes du SII. Un certain nombre des anomalies connues ont été découvertes chez les patients souffrant de SII post-infectieux, et ensuite mises en évidence dans les formes « classiques », non liées à une infection. Différents modèles animaux étayent ces mécanismes : après infection de rongeurs par des parasites ou des bactéries on retrouve, après guérison, à distance de l'épisode infectieux, une micro-inflammation de la paroi intestinale et des troubles de la perméabilité.

Les anomalies de la perméabilité intestinale

Le tube digestif contient des aliments, des matières fécales, des acides biliaires, des bactéries et des « facteurs luminaux » (c'est-à-dire situés dans la lumière du tube digestif) qui peuvent être secrétés par les bactéries ou les cellules de la paroi intestinale. La zone de la paroi intestinale au contact avec ce contenu digestif est constituée d'une couche de cellules appelées cellules épithéliales. Celles-ci sont serrées les unes contre les autres grâce à des complexes faits de différentes protéines (occludine, zonuline…) qui forment ce que l'on appelle des « jonctions serrées ».

Mais chez certains patients, ces jonctions deviennent moins serrées, et autorisent le passage de substances du contenu de l'intestin entre les cellules épithéliales et, par conséquent, dans la paroi intestinale. Il a été montré que la « perméabilité intestinale » est ainsi anormale chez environ 40 à 50 % des patients SII. Les modifications de la perméabilité intestinale ont pu être mises en évidence en utilisant des tests d'absorption de différents sucres (lactulose et mannitol). Ceux-ci sont en effet absorbés différemment du fait d'une taille distincte. Les résultats obtenus chez des sujets sains et chez des patients SII ont ensuite été comparés. On peut aussi, actuellement, étudier cette perméabilité « *ex-vivo* » (en prenant du matériel humain sur lequel on fait des tests en laboratoire). Cela est notamment effectué sur des biopsies digestives prélevées lors d'une coloscopie, et testées dans les heures qui suivent l'examen. Ces biopsies sont placées dans des dispositifs miniatures (les « chambres de Ussing »), où l'on mesure le passage de part et d'autre de cette biopsie de différents éléments fluorescents ou d'un courant électrique. Ce genre de dispositif peut aussi être utilisé pour tester différents éléments susceptibles de modifier la perméabilité intestinale.

Chez l'homme, le lien entre la perméabilité et la douleur a été bien démontré. Une étude a notamment mis en évidence que des patients avec une perméabilité anormale (définie par les tests d'absorption de sucres) avaient également des seuils de sensation diminués lors du test de distension par un ballon.

Lien entre micro-inflammation, perméabilité intestinale et stress

Différents modèles animaux font le lien de manière « spectaculaire » entre ces trois mécanismes. C'est le cas de ce qu'on appelle le modèle de « stress d'éviction de l'eau » (*water avoidance stress*), où l'on met une souris sur une petite planche située au milieu d'une zone remplie d'eau. Pour l'animal qui ne sait pas nager, cela représente un stress important. Après exposition de l'animal à ce stress extrême, on le sacrifie (la vie d'une souris de laboratoire n'est décidément pas rose…), et on retrouve au niveau de la paroi de son tube digestif une augmentation de la perméabilité intestinale et une micro-inflammation.

Le stress augmenterait la perméabilité intestinale.

Chez l'homme, une étude a montré que chez des patients avec SII, la réponse hormonale à un « stress pharmacologique » (produit par l'injection d'une hormone déclenchant la cascade hormonale mise en jeu lors d'un stress) pouvait être anormale. Dans ce cas, on constatait aussi une augmentation de certaines protéines à effet plutôt pro-inflammatoire comme l'interleukine 6 .

Certaines études ont montré qu'on pouvait transférer une sensibilité anormale à la douleur à certains rats en leur administrant le surnageant de selles (ce qui est en suspension après centrifugation des matières) de patients atteints de colopathie. Dans cette étude, le transfert du surnageant de matières de patients avec SII au niveau du tube digestif de l'animal provoquait une augmentation des crampes abdominales lors de la distension colique avec le ballon (qui représente un équivalent des douleurs chez l'homme). Dans ces surnageants, différents composés pouvant avoir un effet sur la perméabilité intestinale de patients ont été identifiés, des « serine-protéases » chez les patients avec diarrhée prédominante et des « cystéine-protéases » chez les patients avec constipation prédominante. Ces deux composés sont des enzymes qui cassent les protéines.

En revanche, on ne sait pas si les phénomènes de micro-inflammation et de trouble de la perméabilité sont présents seulement à la phase précoce d'un SII post-infectieux ou s'ils persistent ensuite, et pendant quelle durée. De même, on ne sait pas si le fait contrôler ces phénomènes pourrait être suffisant pour faire « disparaître » la maladie ou si une fois la sensibilisation des terminaisons nerveuses enclenchée, celle-ci peut évoluer pour son propre compte alors même que la micro-inflammation a disparu. Ceci inciterait à traiter de manière très précoce la micro-inflammation, même si on ne sait pas forcement si le syndrome de l'intestin irritable va se mettre en place.

Le rôle de la flore intestinale

On considère que le microbiote, c'est-à-dire l'ensemble des bactéries du tube digestif – jadis plus connu sous le nom de flore intestinale –, joue un grand rôle dans le confort digestif.

Les études de la flore du côlon étaient autrefois limitées, car une grande partie de ces bactéries ne peut pas se cultiver en laboratoire, en particulier les bactéries vivant sans oxygène (bactéries anaérobies). Il a donc fallu développer des outils moléculaires qui permettent de retrouver les « signatures » des bactéries présentes même sans avoir à les cultiver. Il s'agit de motifs répétés caractéristiques dans leur patrimoine génétique.

Zoom sur le microbiote

À l'état normal, il existe 10 fois plus de bactéries dans le tube digestif que de cellules dans le corps humain (100 000 milliards de bactéries contre 10 000 milliards de cellules !). On en fait parfois ainsi un « organe » à part entière du fait de ses fonctions, mais aussi de sa masse, car l'ensemble des bactéries représente environ 1 à 2 kg. À titre de comparaison, le cerveau pèse en moyenne 1,3 à 1,4 kg !

On distingue 2 types de flores intestinales :

- une flore « adhérente » à la muqueuse (que l'on peut analyser en étudiant des biopsies), appelée « flore muqueuse » ;
- une flore colique « de transit » ou flore fécale, qui est associée au contenu du côlon et que l'on peut analyser lors d'un recueil des selles.

Ces deux flores sont de composition différente et jouent probablement des rôles distincts.

Plus de bactéries en bas qu'en haut et à droite qu'à gauche

Il existe un gradient de bactéries dans le tube digestif : de l'estomac au côlon, leur nombre augmente au fur et à mesure que l'on avance dans le tube digestif. On retrouve ainsi peu de bactéries au niveau de l'estomac, car elles n'aiment pas l'acidité, sauf une (*Helicobacter Pylori*), qui se plaît bien dans l'estomac et peut causer gastrites, ulcères et autres maladies. Dans l'intestin grêle, on trouve plus de bactéries que dans l'estomac, mais relativement peu encore. En effet, entre les repas, une onde motrice parcourt l'intestin, déclenche des contractions pour faire progresser le repas, et chasse les bactéries qui s'y trouvent. Le nombre maximal de bactéries se situe donc au niveau du côlon, et notamment du côlon droit.

Une grande diversité

Il existe dans le tube digestif une grande diversité bactérienne, avec 500 à 1000 espèces de bactéries différentes. En fonction des individus, la flore intestinale ne présente pas les mêmes espèces : 1/3 des espèces sont communes à tous, et 2/3 qui sont spécifiques. Chaque espèce de bactérie porte un nom scientifique qui lui est propre (comme *Bacteroides fragilis*). Les espèces sont groupées en genres (comme *Bacteroides*), les genres en familles (comme les bactéroïdacées), les familles en classes (par exemple les bactéroïdales), et les classes en ordres puis groupes plus importants encore (comme les bactéroïdètes). Deux grands groupes représentent l'essentiel des bactéries intestinales : les bacteroïdètes et les firmicutes.
Les analyses de la flore permettent également de classer les individus suivant le genre de bactéries qui domine leur microbiote (on parle d'« entérotype »). On définit aujourd'hui trois entérotypes majeurs, qui se distinguent par la prédominance de l'un ou l'autre de ces genres : *Bacteroides*, *Prevotella* ou *Ruminococcus*.

Stabilité et résilience
Le microbiote est relativement stable et « résilient », c'est-à-dire capable de se régénérer : malgré des modifications induites par la prise d'antibiotiques (qui font diminuer certains groupes bactériens selon leur spectre d'action) ou liées transitoirement à l'alimentation, la flore tend à revenir à son état préalable à la modification. On estime ainsi que 3 mois après une prise d'antibiotiques, le microbiote est revenu à son état antérieur.

D'où vient le microbiote ?
Le microbiote s'acquiert à la naissance et grâce aux contacts avec l'environnement. Il existe ainsi des différences entre le microbiote des enfants nés par césarienne et ceux nés par voie naturelle.
Les enfants nés par césarienne ont ainsi un microbiote de type « cutané » (il est acquis par contact avec la peau à la naissance), tandis que les enfants nés par voie basse ont un microbiote de type digestif, acquis au moment de l'accouchement, car la vulve se situe à proximité du tube digestif.
Le microbiote évolue dès la naissance pour devenir quasiment stable entre 3 et 7 ans. Des facteurs comme l'allaitement ou des cures répétées d'antibiotiques dans la petite enfance pourraient avoir une influence sur sa mise en place. Avec le temps, le microbiote va ensuite s'appauvrir à partir de l'âge adulte. Chez les personnes âgées, la diversité des bactéries est moins grande.

Les fonctions du microbiote
Le microbiote contribue à la conversion des aliments en nutriments et en énergie, et à la synthèse de certaines vitamines. Dans le côlon droit, notamment, les bactéries jouent un rôle de fermentation des glucides non entièrement digérés dans l'intestin grêle. Cette activité de fermentation est associée à une production de gaz (méthane, gaz carbonique et sulfate d'hydrogène). C'est ce qui génère les flatulences, qui sont donc un phénomène normal de la digestion. Le microbiote produit aussi des acides gras volatils (butyrate, propionate), qui

peuvent être une source d'énergie pour les cellules du côlon.
Le microbiote serait aussi nécessaire à la mise en place du système immunitaire, qui protège l'organisme des agressions bactériennes, virales ou parasitaires. Chez des animaux dits « axéniques » (des animaux de laboratoire sans flore intestinale), la mise en place du système immunitaire à partir de la naissance ne se fait pas normalement.
Le système immunitaire est normalement tolérant vis-à-vis de sa propre flore intestinale, c'est-à-dire qu'il ne réagit pas contre les bactéries qui la composent. Cette flore à d'ailleurs un rôle de protection contre les bactéries pathogènes (qui provoquent des maladies) par un effet dit « barrière », notamment parce que, par leur simple présence, elles créent une compétition pour les nutriments avec les germes nocifs.
Le microbiote est également impliqué dans la douleur viscérale, comme l'a montré une étude française sur un modèle de douleur chez le rat. Dans cette étude, un probiotique, une bactérie appelée le *Lactobacillus NCFM*, avait des effets anti-douleur.
Le microbiote communique également avec les cellules épithéliales (on parle de « dialogue »). Celles-ci constituent un des éléments majeurs de la paroi intestinale, et sont notamment impliquées dans les phénomènes de perméabilité. Les cellules épithéliales possèdent des récepteurs qui identifient certaines parties des bactéries ; quand ils sont stimulés, ces récepteurs peuvent déclencher des réactions inflammatoires ou des réactions du système immunitaire.

Différentes constatations ont mis en avant le rôle éventuel du microbiote au cours du SII. Après une prise d'antibiotiques (qui tuent une partie des bactéries du microbiote), des patients ont décrit une évolution de leur maladie (une aggravation pour certains, une amélioration pour d'autres) . Certains de mes patients me disent qu'après avoir pris un antibiotique pour une toute autre cause (une angine ou un problème dentaire par exemple), ils connaissent une amélioration transitoire (quelques semaines) de leurs symptômes. D'autres me signalent également une amélioration, ou à l'inverse une aggravation, après une coloscopie, laquelle nécessite pour sa réalisation une purge colique, qui chasse provisoirement la flore du côlon.

Trop de bactéries dans l'intestin grêle ?

Chez certains patients avec SII a été décrite une pullulation chronique de bactéries au niveau de l'intestin grêle, c'est-à-dire un excès de bactéries par rapport à la normale. Selon le Dr Pimentel, spécialiste du SII au États-Unis, jusqu'à 70 % des patients qu'il a étudiés abriteraient une telle pullulation de bactéries dans l'intestin grêle. Ceci pourrait provoquer une plus grande production de gaz et plutôt une accélération du transit. Pour arriver à cette conclusion, il a utilisé des tests respiratoires (voir p. 64), qui montrent une production précoce et soutenue d'hydrogène après ingestion d'un sucre (lactulose). C'est sur la base de ces résultats que le Dr Pimentel a proposé l'utilisation d'antibiotiques pour traiter la maladie. Sa conclusion est toutefois discutée, car en utilisant un test au glucose, on ne retrouve pas la même proportion de malades avec SII chez qui ce mécanisme serait présent.

Un rôle dans la micro-inflammation et la perméabilité

Le microbiote est également lié à la micro-inflammation, aux troubles de la perméabilité ainsi qu'à d'autres mécanismes. Certaines bactéries normalement présentes ou des infections aigues pourraient modifier la perméabilité du tube digestif, en favorisant le passage de substances de la lumière du tube digestif (voir p. 26) dans la paroi des intestins. Ceci créerait une micro-inflammation de la paroi qui sensibiliserait les terminaisons nerveuses situées à proximité immédiate.

Des anomalies de la flore intestinale

Les études réalisées en utilisant des méthodes modernes mettant en évidence les « signatures » des bactéries ont montré des différences dans la composition de la flore fécale des sujets sains et des patients avec SII. Chez ces derniers, on retrouve souvent un excès de bactéries du groupe firmicutes, qui peut être associé à une diminution des bactéries de type bactéroïdètes. Chez les patients avec SII à diarrhée dominante, une analyse de la composition de la flore muqueuse met en évidence une augmentation des bactéries des genres Bacteroides et Clostridia, et une diminution des *Bifidobacterium* et des *Lactobacillus* (lactobacilles).

Toutefois, tous les patients avec colopathie fonctionnelle n'ont pas une flore considérée comme déséquilibrée. On estime ainsi que la flore d'environ un tiers des patients ressemble à celle d'individus non malades.

Des analyses portant sur les activités métaboliques du microbote chez les patients avec constipation dominante réalisées par une équipe française de Clermont-Ferrand ont montré des activités métaboliques particulières en rapport avec des différences de fermentation. Ils ont ainsi retrouvé chez ces patients un excès de bactéries produisant des sulfites, et une diminution du nombre de bactéries produisant du butyrate (un acide gras qui sert de carburant aux cellules du côlon). En conséquence, leurs gaz renferment plus de sulfites (ce qui peut leur donner une odeur très nauséabonde), mais aussi d'hydrogène (qui pourrait provoquer une distension et des douleurs), tandis qu'ils contiennent moins de butyrate.

Le rôle des acides biliaires

L'implication des acides biliaires comme cause potentielle dans le SII est toute récente. Il existe différentes situations où la quantité ou bien a composition des acides biliaires qui passent dans le côlon est anormale. Cela a pour conséquence une irritation du côlon, avec une diarrhée souvent explosive, qui est étroitement liée aux prises alimentaires.

C'est par exemple le cas de personnes qui ont eu une ablation de la partie terminale de l'intestin grêle (par exemple après un cancer ou pour une maladie de Crohn). Chez d'autres, les transporteurs chargés de remettre dans la circulation sanguine vers le foie les acides biliaires après leur trajet dans l'intestin grêle présentent des anomalies.

Les acides biliaires

Les acides biliaires sont contenus dans la bile, produite par le foie et stockée entre les repas dans la vésicule biliaire. Lors du repas, la vésicule les déverse dans le circuit digestif, où ils sont utiles pour absorber les graisses. Après avoir effectué leur travail dans l'intestin grêle, ils sont réabsorbés à 95 % dans la partie terminale de l'intestin grêle (juste avant le côlon).

Il est intéressant de noter que les acides biliaires subissent différentes transformations au cours de leur parcours depuis le foie et à travers l'intestin. Certaines d'entre elles ne sont liées qu'aux bactéries.

Nous avons réalisé, en collaboration avec les équipes de recherche de l'hôpital Saint-Antoine spécialisée dans le métabolisme des acides biliaires (Dr Rainteau) et du microbiote (Pr Seksik, Dr Sokol), un travail sur le profil des acides biliaires, c'est-à-dire sur la répartition entre les différents types d'acides biliaires. Ce travail a montré des différences portant sur le microbiote et le profil de ces acides biliaires chez des patients souffrant de SII-D, par rapport à des sujets sains.

Chez les patients SII-D, la quantité d'acides biliaires primaires non transformés par le microbiote est plus importante que chez les personnes saines. Ce profil d'acides biliaires est en relation avec la consistance des selles selon l'échelle de Bristol. Ce qu'on ne sait pas encore avec certitude, c'est qui, dans ce trio « vitesse de transit, microbiote, acides biliaires », est à l'origine ou est une conséquence des troubles.

Les troubles de l'immunité acquise

Depuis 2012, plusieurs travaux, dont des travaux français d'une équipe de Rouen, vont dans le sens de modifications de récepteurs situés à la surface des cellules épithéliales, et qui jouent un rôle de « surveillance » de ce qui passe dans la lumière du tube digestif (les *Toll-Like Receptors*, ou TLR).

Certains de ces récepteurs, comme le TLR4, servent à la reconnaissance de motifs bactériens, et pourraient donc jouer un rôle dans le dialogue entre les cellules épithéliales et le microbiote.

Les anomalies du taux de sérotonine

La sérotonine est un neuromédiateur important impliqué dans la dépression et la migraine. Il existe différents récepteurs de la sérotonine, qui sont présents dans le système nerveux central, notamment au niveau du cerveau.

La sérotonine est aussi présente au niveau du système nerveux périphérique, et notamment au niveau du tube digestif. Environ 90 % de la sérotonine de l'organisme est d'ailleurs fabriquée au niveau du tube digestif, où elle joue un rôle important dans la motricité digestive, dans les sensations digestives, dans les phénomènes de sécrétion de liquide, ainsi que dans les mécanismes de défense immunitaire.

Des études ont montré que les concentrations dans le sang de sérotonine étaient augmentées chez les patients avec diarrhée (particulièrement quand elle survient après les repas) et diminuées chez les patients avec constipation prédominante.

Qu'est-ce qu'un neuromédiateur ?

Les neuromédiateurs, ou neurotransmetteurs, sont des molécules fabriquées par les cellules nerveuses (neurones). Elles servent de messagers d'un neurone à l'autre, ou entre un neurone et un autre type de cellule (les cellules musculaires par exemple).

L'hypersensibilité du tube digestif

Il s'agit de l'avancée la plus importante des années 1990. Pour certains patients, la perception anormale et/ou douloureuse de phénomènes non perçus par la majorité des gens, comme la progression du bol alimentaire ou les contractions digestives, a fait évoquer la possibilité de « troubles de la sensibilité digestive ». D'autres constatations anatomiques basées sur l'analyse des nerfs vont dans le même sens. Ainsi, une équipe de chercheurs marseillais a constaté la richesse en fibres sensitives des nerfs reliés au tube digestif. Les fibres sensitives sont destinées à conduire des sensations jusqu'au centres nerveux supérieurs (notamment le cerveau), par opposition aux fibres motrices, qui vont du cerveau vers les organes et sont impliquées dans les contractions musculaires. Le nerf pneumogastrique (aussi appelé nerf vague et impliqué notamment dans la motricité gastrique), par exemple renferme 90 % de fibres sensitives.

Pour comprendre ce phénomène au niveau digestif, on peut faire l'analogie avec ce qui est connu au niveau de la sensibilité de la peau. Certaines patients personnes présenter des modifications des sensations, au niveau de la main par exemple. Pour certains cela peut occasionner des brûlures importantes, quand ils touchent une plaque chauffante, car ils n'éprouvent pas la chaleur ou la douleur à ce niveau-là ; pourtant, s'ils ne retirent pas leur main, ils auront quand même les conséquences de la brûlure. À l'inverse, d'autres personnes pâtissent d'une hypersensibilité : quand on leur caresse la main, elles peuvent avoir la sensation qu'on leur arrache la peau. Au niveau du tube digestif, c'est la même chose : certaines personnes sont moins sensibles que la normale, d'autres beaucoup plus sensibles.

Anomalies des sensations viscérales et douleurs projetées

L'étude de la sensibilité a été possible en étudiant les sensations provoquées lors d'une distension du côlon ou du rectum avec des ballons. La première étude à faire ces constations a été publiée dans les années 1980, mais a un temps été oubliée car réalisée dans des conditions un peu « artisanales » : les ballons étaient fabriqués à l'aide de préservatifs et la distension effectuée au moyen d'une seringue ! Dans cette étude, un ballon gonflé avec un volume de 60 millilitres provoquait une douleur chez seulement 5 % des sujets (SII et sujets « sains » confondus). En revanche, il induisait une douleur chez 60 % des patients SII, traduisant une « hypersensibilité viscérale » avec une diminution des seuils de sensation. C'est seulement quinze ans plus tard qu'on a redécouvert ce phénomène, avec le développement d'une machine permettant de réaliser des distensions programmées (à un volume ou une pression donnée) et de manière standardisée. Il s'agit du barostat électronique, a développé à la suite à de travaux réalisés par une équipe de Barcelone, puis mis au point par des techniciens de l'Inra (Institut national de la recherche agronomique) à Toulouse.

En 1995, dans une étude américaine, les deux-tiers des patients avec SII avaient des sensations (gaz, besoin d'aller à la selle, inconfort ou douleur) pour des volumes de distension inférieurs à ceux des sujets sains. Dans cette étude, un autre phénomène intéressant était mentionné : le fait pour les patients d'avoir des sensations douloureuses dans des zones inhabituelles, et qui correspondaient à ce qu'on appelle les « douleurs projetées ». La distension du rectum avec un ballon déclenche normalement des sensations dans la région sus-pubienne (correspondant aux racines nerveuses sacrées qui sont situées dans la région du coccyx), mais chez certains patients SII, la sensation provoquée peut être ressentie dans une zone plus large ou à distance, par exemple dans le dos. Ces douleurs projetées correspondent à la convergence, sur un même étage de la moelle épinière, des messages nerveux provoqués par la distension du tube digestif et de nerfs venant d'un territoire de la peau. Lors de certains stimulus intenses, la projection des influx nerveux venant du tube digestif se fait à un étage différent de la moelle, expliquant les sensations cutanées dans des zones aberrantes. C'est le même phénomène de douleur projetée qui, en cardiologie, explique que les douleurs thoraciques de l'infarctus puissent être ressenties au niveau du bras ou vers la mâchoire.

Si l'on prend en compte les anomalies des seuils de sensation et les douleurs projetées, ce sont 92 % des patients SII qui ressentent des sensations anormales lors d'une distension rectale. À tel point que les auteurs de cette étude ont parlé un moment de test diagnostique possible à l'aide de ces sensations anormales. Ces résultats ont été reproduits ensuite par de nombreuses équipes, dont des équipes françaises comme la nôtre. Il faut cependant préciser que tous ces tests de distension avec un barostat ne sont utilisés qu'en recherche, même si dans la manométrie ano-rectale (voir p. 61), on étudie également les sensations. Dans ce cas, on définit deux niveaux de perception : le « volume de première sensation » (quand on commence à sentir que le ballon se gonfle) et le « volume maximum tolérable » (qui correspond à un seuil d'inconfort ou de douleur légère).

Un problème lié à l'analyse de ces sensations est leur reproductibilité d'un jour à l'autre, et le fait qu'elles puissent être influencées par des facteurs psychologiques positifs ou négatifs. Ainsi, si le jour où l'on teste votre sensibilité rectale on vous apprend que vous venez de gagner le gros lot au Loto, il est probable que l'on pourra gonfler le ballon de manière plus importante sans déclencher de douleur. À l'inverse, si vous apprenez que votre conjoint vous quitte ou que vous venez de perdre votre emploi, même de faibles volumes de distension déclencheront des sensations importantes.

Deux types de récepteurs

Des études de distension du rectum réalisées chez l'homme ont montré qu'il existe dans la paroi du tube digestif deux types de récepteurs :

- des récepteurs superficiels (muqueux) qui sont stimulés par des distensions lentes progressives et qui jouent un rôle dans les sensations physiologiques ;
- des récepteurs plus profonds (séreux) qui sont stimulés par des distensions brutales ou réalisées avec des niveau de volume ou pression importants, et jouant un rôle dans la transmission des messages douloureux.

La « compliance » rectale, qui correspond de quelques sorte à l'élasticité de la paroi (on la mesure en enregistrant la capacité d'étirement du rectum en réponse à une distension réalisée avec un ballon), est normale en cas de colopathie fonctionnelle. Dans d'autres maladies où la paroi peut être sujette à une inflammation chronique de longue durée (comme dans une recto-colite hémorragique traitée insuffisamment) ou à des rayons (chez des patients ayant eu une radiothérapie dans cette zone, par exemple pour un cancer de la prostate). La diminution de la compliance se traduit par des envies irrépressibles déclenchées pour des petits volumes de selle et donne lieu à des émissions de selles fréquentes.

En quelques mots

L'hypersensibilité viscérale est retrouvée chez deux-tiers des patients. Elle correspond à une diminution des seuils de sensation. L'existence de douleurs dans des zones « incongrues » peut s'expliquer par l'existence de douleurs dites « projetées ».

Les anomalies des contrôles des messages douloureux au niveau de la moelle épinière et/ou du cerveau

Un phénomène classique, connu depuis l'Antiquité, et qui est appelé la « contre-irritation » correspond au blocage (inhibition) d'une douleur faible par une douleur plus forte. Ce phénomène normalement présent chez tout le monde pourrait jouer un rôle protecteur, en permettant de se « concentrer » sur ce qui menace le plus notre intégrité physique. Ainsi, si vous avez, de manière simultanée, une petite plaie au niveau de la main droite et une jambe cassée, il vaut mieux s'occuper en priorité de votre jambe. Ce mécanisme de contre-irritation passe dans ce cas par les nerfs de votre jambe. Ceux-ci envoient un message de douleur vers la moelle épinière et le cerveau. Une fois ce message douloureux intégré – c'est quasi instantané-, un signal va descendre de manière réflexe pour « éteindre » le signal douloureux le plus faible (ici celui de la main). On parle de « contrôle descendant inhibiteur nociceptif ».

En laboratoire, ce phénomène a été étudié chez l'animal. Par exemple, des chercheurs ont étudié l'effet du pincement de la queue d'un rat sur un reflexe de flexion de sa cuisse provoqué par des stimulations électriques au niveau de la patte. Chez l'homme, des travaux ont été réalisé essentiellement par notre groupe dans l'unité Inserm dirigée par le Dr Bouhassira de l'hôpital Ambroise Paré, à Boulogne. Contrairement à l'analyse des sensations qui peut être influencée par des facteurs psychologiques positifs ou négatifs, les effets de la contre-irritation sont a priori non influencés par ces facteurs. Ils constituent donc un moyen « objectif » d'étudier les contrôles de la douleur, notamment au niveau de la moelle épinière. Malheureusement, ces techniques sont très complexes à mettre en œuvre chez l'homme, et seules quelques équipes ont cette expertise.

Pour étudier ces phénomènes chez des patients avec SII, nous avons enregistré en même temps un réflexe de flexion de la cuisse provoqué par des stimulations électriques répétées minimes au niveau de la cheville, et les sensations provoquées par la distension du rectum avec un ballon en polyuréthane (gonflé plus ou moins rapidement à l'aide d'un barostat). Grâce à de telles études, nous avons pu montrer, avec le Pr Benoit Coffin, que les deux-tiers des patients présentent une anomalie des contrôles de la douleur au niveau de la moelle épinière. Ainsi, chez ces patients, on constate une disparition des contrôles descendants inhibiteurs qui jouent un rôle de « filtre » entre les messages douloureux. Plus encore, il y a même, chez eux, une amplification des messages douloureux. L'autre tiers des patients présente des réponses qui sont les mêmes que celles de sujets sans colopathie. Ceci pourrait expliquer que des sensations minimes provenant du tube digestif puissent être amplifiées chez certains patients et provoquer des sensations douloureuses.

Nous avons pu montrer que ces anomalies semblent constantes dans le temps, car des patients ont participé à nouveau à ce type d'études à plusieurs années d'intervalle, et présentaient la même réponse. Le type de réponse anormale majoritaire en cas de SII n'est pas lié au sexe ni au type de transit. Nous avons aussi montré que ces anomalies des contrôles de la douleur étaient très liées à la sévérité de la maladie, et qu'ils pouvaient être prédictifs de l'efficacité de certains traitements.

Les résultats des études sont discordants pour savoir si la sensibilité du toucher est, ou non, altérée chez les patients SII. Ces résultats différents sont probablement liés à l'intensité et au type de stimulus utilisés pour étudier cette sensibilité (le plus souvent, on plonge la main ou le pied dans de l'eau plus ou moins froide ou chaude).

En quelques mots

Deux-tiers des patients SII présentent une anomalie des contrôles de la douleur au niveau de la moelle épinière. Il existe dans ce cas une disparition du filtre naturel qui bloque normalement les sensations minimes, comme celles provenant du tube digestif. Ces mêmes sensations sont au contraire amplifiées, et peuvent alors devenir douloureuses.

Les anomalies de l'activation cérébrale

J'aime dire à mes patients en consultation que c'est dans cette partie que la « médisance » rejoint la science, phénomène assez rare d'habitude. En effet, comme nous l'avons déjà vu précédemment, le message qu'ont reçu beaucoup de patients dans leur parcours de soin (ou plutôt dans leur parcours du combattant) est le culpabilisant « c'est dans votre tête, tous vos examens sont normaux ! ». Eh bien, voulez-vous que je vous dise, c'est en partie vrai ! Mais vous pourrez désormais « rabattre le caquet » des médisants, car si l'origine est pour une part cérébrale, nous sommes bien loin de l'invention suggérée par cette petite phrase assénée de façon souvent condescendante...

Grâce au développement des techniques modernes d'imagerie cérébrale que sont l'Imagerie par résonance magnétique fonctionnelle (IRMf) ou la tomographie par émission de positron couplée au scanner (TEP-Scan), on peut aujourd'hui détecter l'activation des zones cérébrales lors d'une pensée ou émotion, d'une action ou d'une sensation ressentie. Ces deux techniques d'imagerie mesurent en fait des modifications minimes et localisées du flux sanguin cérébral ou de la consommation d'oxygène par votre cerveau. En pratique, on réalise une période d'enregistrement en phase de repos (sans mouvement ni action ou pensée particulière) et on compare l'enregistrement obtenu immédiatement avant et pendant une distension rectale. En IRMf on voit ainsi, avec différents codes couleur, les zones plus (ou moins) activées que dans la période basale. Il existe aujourd'hui une véritable cartographie cérébrale, chaque zone portant un nom.

Chez les sujets sains, les activations cérébrales des femmes sont sensiblement différentes de celles des hommes, et des distensions rectales qui ne sont pas perçues par le sujet peuvent quand même créer une activation cérébrale. Nous avons montré par des techniques sophistiquées de « tracking de fibres » que toutes ces zones activées sont « physiquement » reliées les unes aux autres par des trousseaux de fibres nerveuses créant un véritable réseau de la perception des sensations venant du tube digestif.

Des études réalisées par différentes équipes, dont celle du Pr Emeran Mayer aux États-Unis mais aussi la nôtre, ont montré qu'il existe, pendant une distension du rectum avec un ballon, des différences dans l'activation de zones cérébrales entre les patients SII et des sujets non malades. Ces différences portent sur l'intensité ou sur la localisation des activations.

Ces études ont aussi montré que différentes zones cérébrales sont mises en jeu par les sensations viscérales. Quand on vous a prévenu que le ballon allait commencer à se gonffler, des zones du cortex préfrontal « s'allument » : elles correspondent à l'anticipation du phénomène (« anxiété anticipatoire »). D'autres zones, comme le « cortex cingulaire antérieur » ou l' « insula » servent au codage des sensations, en attribuant une connotation plus ou moins agréable ou douloureuse. D'autres zones peuvent être mise en jeu, notamment celle de la mémoire (cortex limbique) ou des zones qui contrôlent les phénomènes liés à la peur, comme l'amygdale (c'est aussi le nom d'une zone du cerveau).

Ces zones sont sensiblement les mêmes que celles qui sont mise en jeu par une distension de l'œsophage ou de l'estomac, comme l'ont montré d'autres études. De plus, il n'existe pas de grande spécificité de localisation pour les sensations d'origine digestive, contrairement à la grande spécialisation de certaines zones cérébrales, impliquées par exemple dans le contrôle des mouvements du bras ou d'une jambe. Des études ont montré qu'il existe une amplification de la douleur plus importante chez les femmes que chez les hommes souffrant de SII, par une plus grande réactivité des circuits cérébraux qui codent les émotions. Les connexions cérébrales entre les différentes zones activées semblent aussi différentes entre les hommes et les femmes.

L'« épaisseur » de certaines zones du cerveau peut être différente entre personnes malades et non malades et fluctuer au cours du temps avec la maladie. Ce phénomène de « plasticité cérébrale » (possibilité de modifications anatomiques adaptatives) est bien connu, notamment au cours des accidents vasculaires cérébraux. C'est cette plasticité qui permet de retrouver au moins une partie de ces facultés à la suite d'une attaque. Les zones lésées sont, elles, moins épaisses. Ces modifications d'épaisseur par rapport à des sujets sains ont aussi été retrouvés dans des cas de dépression sévère et chez des patients souffrant de SII.

Ainsi, on constate chez les patients SII des modifications de l'épaisseur de la substance grise cérébrale dans les zones cognitives et d'évaluation (zone d'analyse). Chez les femmes, un épaississement de la partie postérieure de l'insula est en rapport avec une plus longue durée de la maladie, alors qu'un épaississement du cortex orbito-frontal est associé avec une diminution des mécanismes de contrôle de la douleur. Des études de tracking de fibres ont aussi confirmé que la douleur chronique associée au SII peut produire des altérations dans les circuits des connexions cérébrales associées à l'intégration des sensations et de la modulation de la douleur (par le cortex et le thalamus).

En quelques mots

Des études d'imagerie fonctionnelle cérébrale réalisée chez l'homme ont montré que certaines zones prennent en charge les messages venant du tube digestif. Il existe des différences d'activation cérébrale chez les patients avec SII comparés à des sujets sains et entre les hommes et les femmes. La maladie peut induire des modifications dans la structure du cerveau, avec une modification dans l'épaisseur de certaines zones de substance grise ou dans les circuits des connexions entre zones cérébrales.

Le stress et les facteurs psychologiques

L'influence du stress et de certains états psychologiques (dépression, anxiété...) peut favoriser, entretenir ou renforcer certains symptômes, notamment les douleurs. On note d'ailleurs chez certains patients une réduction de l'intensité des symptômes avec la diminution du stress, notamment en période de week-ends ou de vacances. Inversement, les patients remarquent souvent un lien entre un événement stressant ou un état d'anxiété et une majoration de leurs symptômes.

Le stress est associé à la libération de certaines hormones

Le stress est associé à la libération de certaines hormones susceptibles d'influencer des fonctions digestives comme le transit (comme dans la classique diarrhée liée au stress avant un examen), ou la perméabilité du tube digestif (voir p. 127). Différentes expériences, utilisant notamment les nouvelles techniques d'imagerie cérébrale, montrent l'influence du stress sur les activations cérébrales. Ainsi, dans les expériences où l'on crée par une distension rectale modérée une sensation de gaz et des activations cérébrales en rapport, on ajoute parfois un événement stressant modéré. Par exemple, écouter deux musiques différentes dans un casque (du hard rock et du classique par exemple), ce qui crée une sensation désagréable. Une musique différente dans chaque oreille génère un petit stress, car le cerveau n'arrive pas à déterminer, pas plus que ne pourrait le faire Shazam (le célèbre logiciel de reconnaissance musicale), si vous écoutez plutôt du Mozart ou plutôt AC-DC.

Un stress de niveau équivalent est la sensation d'agacement que l'on peut ressentir quand on parle au téléphone à quelqu'un que l'on peine à entendre, alors qu'une autre personne vous parle dans votre dos.

D'autres stimuli peuvent être utilisés pour étudier leurs effets sur les activations cérébrales : on peut par exemple montrer aux patients, pendant qu'ils passent l'IRM, des dessins de visages avec des attitudes neutres, positives (sourire) ou négatives (qui ont l'air terrorisés).

L'effet de l'ajout d'un tel stress, pourtant minime, alors que l'on n'a pas touché aux paramètres du gonflement du ballon (volume ou pression de distension), peut faire passer d'une sensation de gaz à une sensation de douleur, et modifier aussi les activations cérébrales. D'autres études ont montré qu'une « distraction cérébrale », comme le fait de faire du calcul mental pendant qu'on applique une stimulation viscérale, a un effet opposé, en diminuant le niveau de sensation ressentie. On peut donc, en agissant sur le cerveau, réussir à modifier des sensations même sans faire bouger l'intensité du stimulus.

Les médecins anglo-saxons ont évoqué le rôle d'événements beaucoup plus stressants : les abus sexuels, notamment dans l'enfance. Je ne nie pas cette possibilité, et il m'est arrivé qu'en consultation des patientes me parlent spontanément de tels abus, mais il s'agit d'une minorité. Il faut noter que dans les publications anglo-saxonnes, le terme d'« abus sexuel » peut avoir différentes significations, de l'insulte verbale à connotation sexuelle à l'abus physique. D'autres événements traumatiques ont aussi été notés par ces auteurs comme plus fréquemment associés à la colopathie. La liste est longue de ces facteurs, qui sont augmentés de 30 % à 300 % chez les patients, et notamment chez les femmes. On peut citer le fait d'avoir été victime d'une catastrophe naturelle, avoir eu une maladie grave personnelle, d'avoir vécu le décès ou la maladie grave d'un proche, d'avoir été témoin de violences envers sa famille, d'avoir une maladie psychiatrique dans sa famille, d'avoir été victime d'humiliations, d'avoir été privé de soins et d'avoir manqué d'amour dans l'enfance.

Parmi les modèles animaux du SII, il existe un autre modèle de stress de la petite enfance, le modèle de « séparation maternelle». Plusieurs fois par jour on sépare la maman rate de ses petits, ce qui crée évidemment un stress chez les rats nouveau-nés (mais aussi sûrement chez la mère). À l'âge adulte, ceux-ci développent une hypersensibilité révélée par plus de contractions abdominales lors d'une distension du tube digestif que les rats non soumis à ce stress. Là aussi il faut modérer un peu la portée de ce modèle, qui peut aussi impliquer d'autres facteurs comme la constitution du microbiote et le mode d'alimentation à la naissance (allaitement maternel ou non). Récemment d'ailleurs une équipe canadienne vient de montrer en utilisant des rats axéniques (c'est-à-dire sans microbiote) que si ce modèle est suffisant pour que l'animal à l'âge adulte développe une anomalie dans l'« axe du stress » (de l'hypothalamus à la glande surrénale), qui produit certains hormones du stress), le microbiote étant cependant nécessaire pour développer des comportements d'anxiété. De plus, ce modèle de stress ne correspond pas à grand chose chez l'homme, à part des cas extrêmes et heureusement rares de maltraitance dans la petite enfance. D'ailleurs certains chercheurs m'ont confié que l'instinct maternel n'est pas partagé par tous les rongeurs, et qu'il faut parfois surveiller la mère pour qu'elle ne mange pas ses petits ! Ce qui est peut-être un autre modèle de stress à étudier...

Une maladie psychosomatique ?

Dans le SII, le concept de maladie psychosomatique, où les conflits psychiques non réglés s'extériorisent sous la forme d'une pathologie qui touche le corps, a longtemps été prédominant, tant dans la population générale que pour de nombreux professionnels de santé. Il contribue à la culpabilité des patients. Beaucoup d'études parlent aussi d'un profil psychologique particulier des patients souffrant de SII, qui serait à l'origine de la maladie. En fait, on a maintenant autant, si ce n'est plus de données, de données concernant les autres hypothèses, dont je vous ai parlé précédemment.

Dans les formes sévères et anciennes du SII, l'anxiété et la dépression sont souvent présentes.

Au cours du SII et notamment dans les formes sévères et anciennes, l'anxiété et la dépression sont souvent présentes, mais sont probablement plus le résultat d'une souffrance chronique qu'à l'origine des troubles.

D'autres maladies chroniques digestives, comme les maladies inflammatoires intestinales chroniques, pâtissent parfois aussi des mêmes préjugés, et il m'est souvent arrivé d'entendre des réflexions de collègues sur la présence d'une peluche dans la chambre de telle jeune fille en lien avec son profil psychologique et sa maladie. Il est certains que pour des patients jeunes fréquemment hospitalisés, la peluche, qui représente un peu de leur univers familier extrahospitalier, les rassurera, au même titre qu'une photo de leur famille pour d'autres personnes. Elle ne doit pas donner l'occasion de porter un jugement sur cette personne !

Dans le cas de la colopathie fonctionnelle, je vois régulièrement des patients avec un état dépressif chronique du fait d'une maladie qui impacte durement leur vie au quotidien, et qui pensent avoir tout essayé. Ceux qui, au final, connaissent une amélioration de leurs symptômes grâce à l'une des nouvelles options thérapeutiques qu'on essaye ensemble voient souvent disparaître, du même coup, leurs signes anxio-dépressifs.

L'implication du « deuxième cerveau »

Ce concept récent, qui a fait beaucoup parler de lui dans la presse, a aiguisé l'intérêt de nombreux patients.

Une équipe de l'Inserm dirigée par Michel Neunlist (Nantes) a grandement contribué, par ses différents travaux, à l'élaboration ce concept. Le « deuxième cerveau » fait référence à la très grand richesse en neurones (les cellules nerveuses qui transmettent les informations et l'influx nerveux) de la paroi du tube digestif. L'ensemble de ces neurones constitue le système nerveux entérique (c'est-à-dire du tube digestif), avec plus de 100 millions de neurones ! Il existe aussi une similarité d'organisation en réseau avec des cellules nerveuses, un tissu de soutien ainsi que des cellules impliquées dans des réactions de défense contre les agressions des germes en tout genre.

Une structure en réseau

Au niveau du cerveau, la substance grise contient principalement les corps cellulaires (la partie centrale avec le noyau des cellules où est situé le matériel génétique), tandis que la substance blanche représente essentiellement le réseau des prolongements des neurones (axones) qui vont d'une zone à une autre, et la glie, le tissu de soutien.

Au niveau du tube digestif, on retrouve aussi des neurones et des cellules gliales entériques. Ces cellules gliales communiquent avec les neurones, mais elles ont aussi une fonction de « gendarme » et de « poubelle », en luttant contre des germes potentiellement dangereux et en prenant en charge les débris de cellules mortes. On connaissait déjà les communications entre les neurones, mais on découvre actuellement des communications entre les neurones et les différentes cellules présentes dans le tube digestif, comme les cellules de l'inflammation et aussi les bactéries. Ces réseaux de neurones au niveau du tube digestif portent le nom de plexus, et il en existe deux types :

- le premier est situé au niveau de la paroi dans la sous-muqueuse (sous la couche de cellules épithéliales et la muqueuse) ; on l'appelle le plexus de Meissner. Il est principalement impliqué dans les sécrétions et les mécanismes de digestion ;
- le plus profond, le plexus myentérique d'Auerbach, est situé au niveau des muscles. Il est principalement impliqué dans les contractions intestinales pour assurer la motricité digestive.

Ce réseau nerveux peut fonctionner seul pour permettre certaines fonctions comme le péristaltisme (l'ensemble mouvements du tube digestif pour la propulsion du bol alimentaire) et des sécrétions digestives. Pour cette raison, il fait partie du système nerveux autonome (par opposition au système nerveux volontaire). Ainsi des expériences anciennes montrent qu'un segment de tube digestif coupé et isolé peut continuer à se contracter pendant plusieurs heures dans un milieu nutritif adéquat et à une température appropriée. Cependant il reçoit aussi des influences des centres supérieurs comme le cerveau (le « premier cerveau », et pour l'instant le seul capable de réflexion !).

Une atteinte entérique avant d'être neurologique

Certaines études, notamment dans le domaine des maladies dégénératives comme la maladie de Parkinson, ont assis un peu plus ce concept de deuxième cerveau. Dans ces maladies, où les patients peuvent également souffrir de troubles digestifs avec des difficultés de déglutition ou une constipation, on peut retrouver dans la paroi du tube digestif des accumulations de débris cellulaires, que l'on appelle les corps de Lewi. Leur apparition dans le tube digestif peut précéder leur apparition dans le cerveau et les premiers symptômes neurologiques (tremblements et troubles de la marche) qui permettent de porter le diagnostic de maladie de Parkinson. La surveillance chez des sujets à risque de l'apparition de ces anomalies dans le tube digestif pourrait permettre de prédire plus précocement l'atteinte neurologique et peut-être d'envisager plus tôt un traitement.

Une piste à suivre pour le SII

Toutefois les données chez des patients avec SII concernant ce concept du deuxième cerveau sont très limitées à ce jour, et c'est aujourd'hui une piste d'étude bien plus qu'un axe de recherche déjà très développé. L'essentiel des travaux se fait aujourd'hui

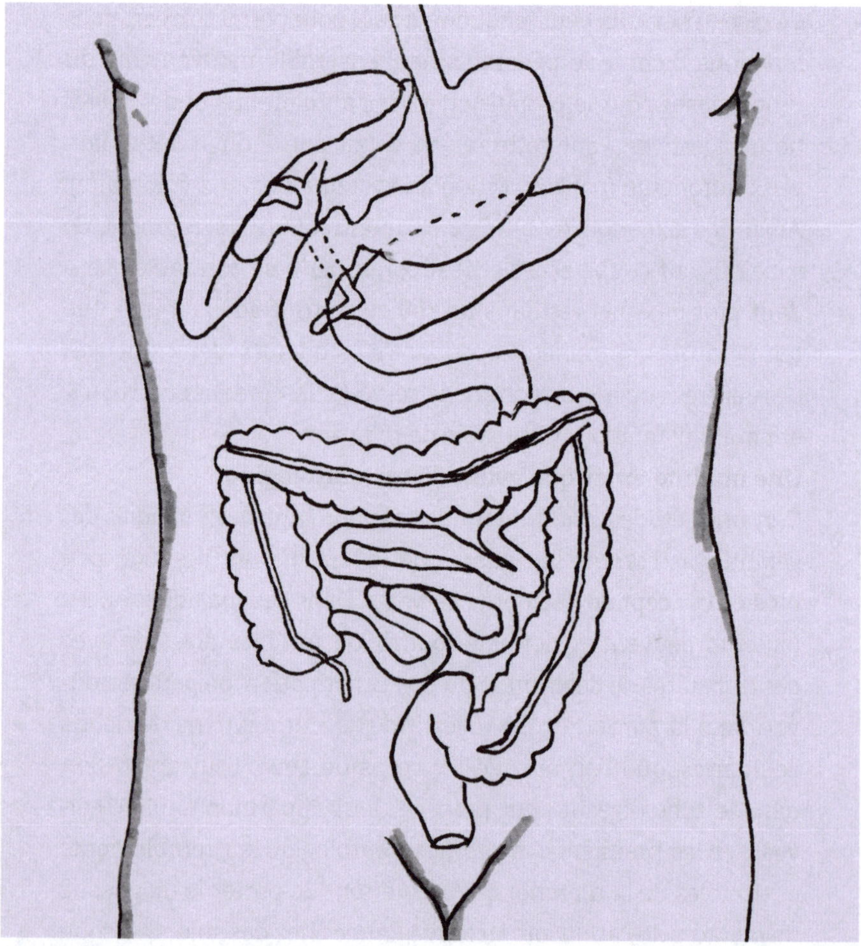

sur des modèles animaux ou *ex-vivo* à partir de l'analyse de biopsies réalisées chez l'homme et sur des cultures de cellules du système nerveux entérique.

L'axe cerveau-intestin

Il existe une communication bidirectionnelle du cerveau vers l'intestin et de l'intestin vers le cerveau . Un exemple simple de la communication dans le sens cerveau vers l'intestin, que beaucoup de gens ont pu expérimenter – qu'ils soient ou non colopathes –, survient lors d'un stress généré à l'occasion d'un évènement important de la vie, comme le passage d'un examen ou un mariage. Ce stress peut déclencher alors une envie irrépressible d'aller à la selle, qu'il vaut mieux pouvoir satisfaire pour ne pas compromettre la suite des événements.

Il existe des communications dans le sens du tube digestif vers le cerveau.

Il existe aussi des exemples de communication dans l'autre sens, du tube digestif vers le cerveau. Ces exemples sont surtout extraits d'études réalisées chez l'animal. Beaucoup de ces études ont été réalisées par le groupe du Pr Collins au Canada. Un de ces travaux a montré qu'on pouvait modifier des comportements chez des rats de deux types, intrépides et peureux. En administrant la flore du premier au second, on modifie le temps passé par l'animal dans une boîte noire (où le rat peureux est le plus souvent) ou à explorer les alentours à la lumière (comme le fait le rat intrépide). Dans une autre étude réalisée par l'Inra de Toulouse, en donnant un probiotique (*Lactobacillus farciminis*) avant l'application d'un stress, on bloque l'augmentation de la douleur provoquée par ce stress, en modifiant l'activation des neurones au niveau de la moelle épinière et du cerveau.

Chez l'homme, vous vous en doutez, on dispose de moins de données, mais une équipe de Los Angeles a montré que la prise d'un probiotique (*Bifidobacterium animalis*, que l'on trouve dans un célèbre yaourt à l'emballage vert) deux fois par jour pendant 4 semaines chez des sujets sains pouvait induire des modifications des activations cérébrales mesurées en IRMf dans des zones impliquées dans le contrôle des émotions et de la douleur.

Les facteurs génétiques

Il n'existe pas actuellement de gène expliquant à lui seul la maladie. Plusieurs cas de SII peuvent exister dans une même famille (frères et sœurs, parents et enfants) sans qu'un lien direct avec la génétique ait été retrouvé pour l'instant. D'autres facteurs (environnement, éducation, alimentation...) pourraient aussi expliquer ces cas « familiaux ». Cependant des variations par rapport à la forme plus fréquente de certains gènes (polymorphisme) ont été retrouvées au cours du SII. Ils concernent des récepteurs d'hormones ou de neurotransmetteurs qui peuvent être impliqués dans la maladie et pourraient expliquer des différences de réponses à certains traitements. Bien sûr, pour la colopathie fonctionnelle il n'y a pas lieu de faire un conseil génétique, comme dans certaines maladies dont le risque est très fort chez les apparentés, et où le dépistage de personnes à risque peut avoir une utilité (comme par exemple dans les formes familiales de cancer du sein ou du côlon).

Les gènes impliqués

Parmi les gènes impliqués figurent ceux qui contrôlent les récepteurs de la sérotonine, les récepteurs de la morphine, ainsi qu'une molécule appelée interleukine 10, impliquée dans la défense immunitaire de l'organisme. Sont également concernés les gènes des récepteurs du TNF (*tumour necrosis factor*), qui est impliqué dans l'inflammation et peut favoriser l'installation d'une forme de SII post-infectieuse.

La recherche des gènes impliqués se fait de manière collaborative à l'échelle de l'Europe (comme dans le programme coordonné par le Dr Beate Niesler en Allemagne) en raison des moyens techniques nécessaires. Certaines de ces études comparent le patrimoine génétique de centaines de malades à des non malades, d'autres se basent sur l'analyse des gènes jumeaux ou de cas multiples dans des fratries. Pour pouvoir éventuellement établir une relation de causalité, il faut avoir des groupes de patients « homogènes ». Concernant le SII, il faut des groupes de patients présentant les mêmes mécanismes de maladie. C'est particulièrement difficile, car ceux-ci sont multiples et, bien souvent, on ne sait pas ceux qui sont présents chez les patients, faute d'avoir pu les tester. À défaut, on souhaite connaître toutes les caractéristiques des symptômes des patients sélectionnés pour les études.

Le rôle des micro-ARN

Il existe de petites molécules qui jouent un rôle important dans la régulation de l'expression des gènes : les micro-ARN. Ces micro-ARN peuvent jouer un rôle physiologique ou dans des maladies en régulant certains gènes importants. Des études ont montré qu'un micro-ARN (le mi-ARN 29a) qui régule un gène impliqué dans le transport de la glutamine (un acide aminé, constituant des protéines) est retrouvé de manière plus fréquente chez les patients avec syndrome de l'intestin irritable, et pourrait être impliqué dans la perméabilité intestinale. La détection de ces micro-ARN, qui est aujourd'hui réalisée dans des tissus (biopsies coliques de patients) et parfois dans le sang, pourrait permettre de détecter indirectement la présence d'un trouble de la perméabilité.

L'expression des gènes

L'organisme se développe et fonctionne grâce à ses gènes. Chacune de ses protéines, chacune de ses enzymes est en effet codée par un gène. Les gènes sont des segments d'ADN (acide désoxyribonucléique) portés par les chromosomes. Certains sont « silencieux », d'autres « s'expriment », c'est-à-dire que les informations qu'ils portent vont être lues par la machinerie cellulaire.

Au cours du processus de « transcription », un segment d'ADN est lu par une enzyme, qui produit un ARN (acide ribonucléique) dont la séquence lui correspond exactement. Il existe plusieurs types d'ARN :

- les ARN dit messagers (majoritaires) sont ensuite, au cours du processus de « traduction », traduits en protéines ;
- les ARN dits fonctionnels ne sont jamais traduits en protéines, mais jouent un rôle de régulation à différents niveaux de l'expression des gènes.

Le rôle de l'alimentation

Le rôle de l'alimentation a également été suggéré. Plutôt complexe et variant selon les patients, je lui consacre son propre chapitre (voir p. 164).

Les mécanismes des ballonnements

Les ballonnements, qui sont très fréquents, méritent d'être traités à part pour leurs mécanismes. Le ballonnement doit déjà être distingué des symptômes d'origine gastrique (qui correspondent à ce qu'on appelle la dyspepsie) ou de la sensation d'être serré dans ses vêtements provoquée par une prise de poids.

Plusieurs mécanismes sont aujourd'hui reconnus comme pouvant participer aux ballonnements :

- il peut s'agir d'une « altération du transit des gaz », notamment en cas de constipation prédominante. Le transit des gaz au niveau de l'intestin grêle et notamment au niveau du jéjunum, même sans constipation, peut être ralenti, et ce phénomène est majoré par les lipides et par les fibres. La sensation de distension est d'ailleurs plus importante en cas de dysfonctionnement ano-rectal, qui crée un obstacle à l'évacuation des gaz et des selles ;
- il peut aussi s'agir d'une « production anormale de gaz ». Ce n'est pas tant le gaz ingéré pendant les repas, notamment avec les boissons gazeuses qui donnent plutôt des éructations, que le gaz produit « sur place », par pullulation bactérienne au niveau de l'intestin grêle. Les bactéries coliques produisent aussi du gaz en transformant des hydrates de carbones (sucres au sens biochimique du terme mais n'ayant pas forcément un goût sucré) qui sont malabsorbés au niveau du jéjunum et ont continué leur route (voir p. 178, les Fodmaps).
- il est aussi possible que cette

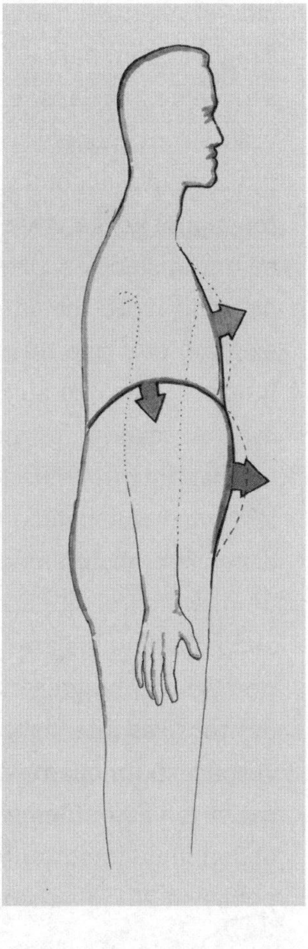

sensation de ballonnement soit liée à une perception anormale. L'équipe de Manchester du Dr Whorwhell a montré que l'hypersensibilté viscérale dont on a parlé précédemment peut être en cause dans la sensation de ballonnement, avec une diminution des seuils de sensation : dans ce cas, vous pouvez vous sentir ballonné sans que les ballonnements puissent être objectivés par exemple par la nécessité de desserrer vos vêtements ou votre ceinture après un repas.

- Une autre hypothèse pour expliquer les ballonnements nous vient des travaux de l'équipe de Barcelone des Pr Malaguelada et Aspiroz : c'est celle d'un « dysfonctionnement de la sangle abdominale ». Chez un sujet sain, en réponse à une arrivée de gaz dans le côlon, les sensations et la distension visible sont modérées grâce à une contraction des muscles de la sangle abdominale. Chez un patient avec colopathie fonctionnelle, l'arrivée de gaz provoque plus de symptômes et une distension plus importante, du fait d'une absence de contraction de la sangle abdominale (muscle oblique externe) et d'une relaxation paradoxale du muscle oblique interne. Dans une autre étude, ils ont montré, en regardant avec un scanner les mouvements de la paroi abdominale et du diaphragme (muscle qui sépare la cavité abdominale et le thorax), que pendant les épisodes de ballonnements cette distension abdominale était aussi associée à une descente du diaphragme qui accompagne la déformation de la paroi abdominale qui s'arrondit alors vers l'avant. Cette contraction du diaphragme s'accompagne aussi d'une contraction des muscles intercostaux et d'une augmentation globale de l'espace pulmonaire qui pourrait expliquer chez certains patients l'essoufflement avec rapport avec une distension abdominale importante. Dans un dernier travail très récent publié en 2015, la même équipe montre qu'une rééducation avec des exercices respiratoires guidés par un enregistrement électromyographique des muscles de la paroi abdominale peut améliorer les ballonnements.

Les mécanismes de ballonnement

Les ballonnements peuvent être liés à différents facteurs comme une anomalie de transit des gaz, une augmentation de la production de gaz par des bactéries de l'intestin grêle ou du côlon, ou une hypersensibilité viscérale. Un dysfonctionnement de la sangle abdominale, avec une absence de contraction voire un relâchement des muscles abdominaux associé à une descente du diaphragme et une contraction des muscles intercostaux, peut aussi expliquer les ballonnements et pourrait être rééduqué.

L'éducation : un apprentissage de la maladie ?

La culture familiale pourrait aussi jouer un rôle dans le SII. La présence de plusieurs cas de SII au sein d'une même famille et au sein de plusieurs générations pourrait ainsi être expliquée par des comportements appris par les parents à leurs enfants et des renforcements de comportements face à des problèmes digestifs. Par exemple, une mère souffrant de colopathie et parlant de ses symptômes en famille, peut être tentée, quand sa fille se plaint de problèmes digestifs, de s'identifier à elle en lui disant : « de toute façon, tu es comme moi ». J'ai aussi le souvenir de cette patiente avec SII-C qui m'a dit avoir été, pendant sa petite enfance, très surveillée par sa mère pendant la « cérémonie du pot ».

Une étude américaine du groupe du Pr William Whitehead a montré de nombreux points en communs dans les comportements psycho-sociaux entre la mère et l'enfant, comme un « apprentissage » de la reconnaissance des symptômes de la maladie, le fait de partager une détresse psychologique et le stress en famille.

Facteurs externes

Une étude australienne très récente du groupe du Pr Talley, réalisée dans la population de Sydney, a regardé parmi des facteurs d'environnement comme le mode d'accouchement (césarienne ou voie basse), la prématurité, un allaitement maternel, le partage d'une chambre et/ou l'exposition aux animaux, ceux qui favorisaient le SII et la dyspepsie. 17 % des patients étudiés avaient un SII. Seuls le partage de la chambre ou l'exposition aux animaux (qui sont des facteurs d'hygiène précoce) semblent être des facteurs favorisant un développement ultérieur du SII à l'âge adulte.

Les facteurs sans influence démontrée

De nombreux facteurs ont pu être évoqués comme étant à l'origine ou pouvant participer au développement de la colopathie fonctionnelle. Ils sont trop nombreux pour les citer tous ; je vais donc me limiter à ceux les plus fréquemment rapportés en me basant sur mon expérience personnelle de consultation, et sur les questions posées par les patients voire les médecins lors de réunions où l'on discute du SII.

- la candidose digestive : c'est la présence d'un champignon nommé *Candida albicans* dans les selles. Ce n'est pas anormal et ne nécessite pas de traitement chez les personnes qui n'ont pas de diminution de leurs défenses immunitaires ;
- la maladie de Lyme : elle est causée par une bactérie (*Borrelia burgdorfen*) transmise par la morsure de tiques porteuses. Elle peut donner des symptômes généraux, une fatigue et des manifestations cutanées, ainsi que des pathologies rhumatologiques, cardiaques et neurologiques. Mais elle est sans rapport avec la colopathie fonctionnelle ;
- l'intoxication par les métaux lourds : aucun lien n'a été établi avec la colopathie fonctionnelle. La chélation (neutralisation) des métaux lourds n'a pas d'intérêt dans le traitement du SII.

Cinquième partie

Le rôle de l'alimentation

Parmi les différents mécanismes en jeu pouvant expliquer les symptômes, et notamment les douleurs, les troubles du transit et les ballonnements, un rôle de l'alimentation a également été suggéré. Compte-tenu de l'efficacité modérée des traitements médicamenteux disponibles, l'utilisation d'une stratégie non médicamenteuse basée sur des conseils diététiques paraît donc particulièrement intéressante chez les patients avec SII. Différentes composantes de l'alimentation peuvent jouer un rôle ; nous allons passer en revue les différentes hypothèses en lien avec l'alimentation et les régimes qui en découlent.

Sensibilités, intolérances et régimes d'éviction

Peut-être est-ce votre cas : les patients souffrant de SII remarquent souvent un lien temporel ou une exacerbation des symptômes en rapport avec les repas ou avec un type particulier d'aliments. Peut-être aussi suivez-vous un régime : dans la première enquête réalisée en France en 2013 chez 222 adhérents de l'APSSII, 46 % des adhérents interrogés déclaraient suivre ou avoir suivi un régime. Une étude norvégienne a rapporté que l'éviction de certains groupes d'aliments est fréquente chez les malades. Les associations entre aliments et symptômes sont toutefois très variables en fonction des patients : comme dans tous les aspects de votre maladie, il n'y a pas de règle générale.

La prise alimentaire

Chez de nombreux patients, le simple fait de manger peut augmenter les symptômes. Dans une étude réalisée en Suède par chez 330 patients, 64 % des patients déclaraient que leurs symptômes étaient en relation avec les prises alimentaires : pour 28 % d'entre eux, les symptômes survenaient dans les 15 minutes suivant le repas, et pour 93 % dans les 3 heures suivant le repas.

Dans cette même étude, 51 % des patients identifiaient un aliment responsable. Les aliments qui donnaient le plus fréquemment des symptômes digestifs étaient les produits d'origine animale. La crème (37 %) et le lait (30 %) étaient le plus souvent responsables de douleurs et selles liquides. Parmi les fruits et végétaux, le choux (57 %), l'oignon (56 %), et les pois et haricots (46 %) étaient incriminés dans la survenue de gaz, de douleurs et de distension. Parmi les autres aliments incriminés figuraient les épices fortes (45 %), les aliments frits (44 %, responsables de dyspepsie et de douleurs), la pizza (44 %, responsable de douleur, de dyspepsie et de selles liquides), les produits fumés (35 %, déclenchant dyspepsie et de douleurs), l'alcool (33 %, avec des selles liquides) et le café (39 %, avec reflux, dyspepsie et selles liquides).

Dans cette même étude enfin, un « score de repas » comprenait le nombre d'aliments responsables et la sévérité des symptômes. Ce score ne s'avérait lié ni au type de SII (selon le type de trouble du transit prédominant) ni au fait que les patients soient suivis en médecine de ville ou dans un centre spécialisé ou avec des experts, mais il était plus important chez les femmes et en cas d'anxiété plus grande.

L'influence de l'alimentation est également suggérée par les résultats d'une étude japonaise. Celle-ci a comparé les effets d'un jeûne de 10 jours suivi d'une réalimentation à ceux d'un traitement « standard » (alimentation normale, médicaments et psychothérapie) sur différents symptômes digestifs (douleurs, ballonnements, diarrhées) et sur la qualité de vie. Le soulagement le plus important a été apporté par e jeûne. Évidemment, un tel jeûne n'est pas recommandé – et en aucun cas sans suivi médical –, mais cette étude montre bien le rôle possible de l'alimentation dans votre pathologie.

Rythmes alimentaires et régimes des patients avec SII

La répartition des calories

Une enquête japonaise réalisée sur Internet s'est intéressée à 15 000 participants, dont 13,1 % avaient un SII. Les résultats ont montré que la consommation régulière de 3 repas quotidiens était plus rare chez les patients avec SII présentant des symptômes au moment de l'étude, que chez ceux sans symptômes à ce moment-là. L'appétit, l'appétence pour la viande et la consommation de légumes étaient également plus faibles chez les patients avec SII symptomatique.

Différentes études se sont intéressées aux conséquences potentielles des régimes et autres modifications de l'alimentation chez les patients SII en termes d'apport calorique ou d'éventuelles carences. Dans une étude réalisée aux États-Unis en 2005, la charge calorique était équivalente chez 99 patients (avec SII et/ou dyspepsie) et 119 sujets contrôles (des sujet sans maladie, pris comme référence). Seule la répartition des calories était différente, avec moins d'hydrates de carbone (glucides) et plus de graisses chez les patients SII. Ce résultat n'a toutefois pas été confirmé dans une étude anglaise réalisée à la recherche de carences chez des patients suivant souvent des régimes d'exclusion. Cette étude a même retrouvé un ratio inverse des graisses et glucides dans la répartition des calories ! Dans cette même publication, des patients avaient rempli un *Food Frequency Questionnaire* (questionnaire alimentaire rétrospectif sur 12 mois) qui ne retrouvait pas de différence par rapport aux recommandations nutritionnelles anglaises pour les adultes, et notamment pas de carence en calcium, vitamine C, folates et riboflavine. De plus, il n'existait pas de différence selon le type de SII (SII-C, SII-D ou SII-A).

Une autre étude a été réalisée en Suède chez 187 patients, avec un questionnaire alimentaire sur 4 jours. Dans celle-ci non plus, les apports n'étaient pas significativement différents comparés à ceux de la population générale et des recommandations suédoises, et ils n'étaient pas différents selon le sous-type (SII-C, SII-D, SII-A), la sévérité du syndrome ou le niveau d'anxiété. Les apports en vitamines des patients SII étaient variables, avec des niveaux d'apport quotidien plus élevés que les recommandations pour la vitamine E, les folates, le fer, la vitamine C et les fibres. Les apports quotidiens étaient en revanche plus faibles pour la vitamine A, la riboflavine, le calcium et le potassium.

Les évictions d'aliments

L'étude norvégienne qui a révélé la fréquence des évictions alimentaires chez les patients (62 % des malades selon ses résultats) a également identifié des apports inadéquats dans 12 % des cas, avec chez certains patients, une charge calorique insuffisante avec amaigrissement, des évictions exagérées de produits contenant des lipides et des risques de carences vitaminiques chez quelques patients. Toutefois, cette étude portait sur un nombre peu élevé de sujets, ce qui rend ses résultats difficilement extrapolables. En Norvège également, une étude plus récente a constaté chez les maladies SII une moindre consommation de produits laitiers, et une consommation accrue d'eau, de thé et de boissons gazeuses.

En France, une étude de 2015 issue de la cohorte Nutrinet (constituée avec des internautes volontaires) a comparé 1870 patients avec SII à 36448 personnes sans symptômes digestifs. Elle a retrouvé, en cas de SII, une consommation moins importante de lait, de yaourts, de fruits secs et d'oléagineux avec des apport caloriques supérieurs en lipides, et légèrement moins de protéines. Des différences dans les micronutriments ont aussi été mises en évidence : moins de calcium et de vitamines B1, B2, B5, B9 et C, sans pouvoir préciser s'il s'agit d'une modification de l'alimentation par rapport aux symptômes ressentis ou par rapport à des recommandation médicales ou véhiculées par les médias.

L'effet des conseils diététiques sur les modifications à long terme de l'alimentation a d'ailleurs été étudié au cours d'une enquête norvégienne réalisée chez des patients avec SII ayant bénéficié pour certains de conseils diététiques sur 2 ans (éviction de certains aliments) et chez des témoins recrutés parmi le personnel d'un hôpital. Au bout de 2 ans, les apports en glucides, lipides, protides étaient comparables, avec cependant une consommation moindre de produits lactés chez les patient avec SII sans conseils diététiques par comparaison aux contrôles et aux patients avec SII ayant reçu les conseils diététiques. Une consommation plus importante de lait de soja et moins importante de riboflavine était notée chez les SII symptomatiques non conseillés. Une moindre consommation de pâtes, riz, couscous et légumes était aussi notée chez les SII symptomatiques par rapport aux contrôles.

Le rôle des lipides

Chez certains patients avec SII, les repas riches en graisses peuvent augmenter les symptômes. Des études réalisées par l'équipe de Barcelone ont aussi montré qu'une perfusion de lipides (graisses) au niveau du duodénum entraînait une hypersensibilité viscérale au niveau du côlon (abaissement des seuils de douleur et d'inconfort). Ces résultats ont été retrouvés aussi bien chez des patients avec SII-D qu'avec SII-C. Cependant, l'effet sensibilisant de la perfusion de lipides n'était significativement plus important chez les patients avec SII-D que chez les sujets non malades. Cette perfusion de lipide peut aussi provoquer une rétention de gaz à l'origine de douleurs et de ballonnements, sans différence selon les différents sous-types SII-D ou SII-C.

Une réponse colique anormale au repas riche en graisses a également été décrite chez les patients dans une étude française réalisée par le Dr Bouchoucha (Hôpital Avicenne, Bobigny).

Le rôle des fibres

De façon classique, une augmentation des apports en fibres a été proposée aux patients atteints de SII, comme on le fait pour lutter contre la constipation sans colopathie. Si l'on veut augmenter l'apport en fibres alimentaires, il faut une supplémentation de 20 à 40 g par jour, et cette augmentation doit être progressive sur une dizaine de jours.

Mais l'augmentation de la consommation de fibres est-elle utile en cas de SII ? C'est ce qu'a cherché à savoir une méta-analyse (étude de plusieurs travaux de recherche sur le même sujet pour dégager des tendances fortes) réalisée en 2008, et qui a inclus 12 essais comparatifs. Les conclusions de cette méta-analyse ont été que globalement, les fibres n'ont pas d'effet supplémentaire par rapport à un placebo. Seul le psyllium (appelé aussi ispaghul) semble avoir un effet bénéfique net dans 6 études, avec une amélioration des symptômes de 22 % par rapport au placebo.

Certaines fibres sont-elles meilleures que d'autres ?

Dans une autre revue systématique de la littérature scientifique et dans une étude réalisée chez des patients suivis en médecine générale, les fibres solubles (psyllium, gomme de guar…) entraînaient une amélioration des symptômes, à l'inverse des fibres insolubles, comme le son de blé, qui aggravent les ballonnements. Une méta-analyse plus récente regroupant 12 études (621 patients) portant sur des régimes riches en fibres n'a retrouvé d'effet bénéfique ni pour les fibres solubles ni pour les fibres insolubles. Le rôle prébiotique (qui pourrait modifier la flore intestinale en favorisant les familles de bactéries qui le consomme) des fibres solubles reste discuté.

Fibres solubles et fibres insolubles

C'est connu : les fruits, les légumes, les céréales sont riches en fibres. Ce que l'on sait moins, c'est qu'il existe deux types : les fibres dites solubles, et les insolubles. Les premières sont les gommes, les mucilages et la pectine. Dans le côlon, elles deviennent visqueuses et sont fermentées par les bactéries. Elles jouent un rôle favorisant pour le glissement des résidus. Les fibres insolubles (cellulose, lignine), ont quant à elles la propriété d'absorber l'eau. Elles ont un pouvoir de gonflement important et augmentent le volume des selles.

Allergies et intolérances alimentaires

Un aliment unique est rarement incriminé comme facteur déclenchant des douleurs et l'existence d'une allergie alimentaire authentique semble peu fréquente. Des intolérances à certains aliments ont cependant été décrites. Une authentique hypersensibilité, confirmée par des tests d'allergie, a été retrouvée chez 20 % des patients SII.

De nombreux patients se voient proposer, par différents praticiens ou des diététiciens, un régime d'exclusion de certains aliments sur la base des résultats d'un dosage des anticorps (immunoglobulines ou Ig), en particulier les Ig de type G (appelées aussi gamma-globulines). Or, ces résultats ne permettent pas vraiment de déterminer s'il existe une sensibilité à certains aliments. Un conseil, donc : évitez-vous une dépense élevée (entre 100 et 300 euros sans remboursement aucun) et certainement inutile.

Dosage des anticorps : attention, résultats trompeurs

Je reçois de nombreux patients qui arrivent pour la première fois en consultation avec le résultat de tests de recherche d'anticorps. Divers praticiens prescrivent en effet ces tests, sur la base de deux études :

- une étude non randomisée incluant 25 patients, qui proposait un régime d'exclusion basé sur le résultat du dosage des anticorps IgG ; elle montrait une amélioration des symptômes du SII et de la compliance rectale ;
- une autre étude anglaise randomisée en double aveugle chez 150 patients, qui étudiait l'exclusion d'aliments basée sur la base des dosages d'IgG (identification d'un panel de 29 allergènes). Elle s'accompagnait d'une amélioration des symptômes supérieure de 10 % à celle obtenue avec des conseils diététiques sans éviction des allergènes identifiés par les résultats des tests. Ces résultats étaient renforcés si le régime était bien suivi.

Or, il existe de nombreux biais qui doivent faire remettre en cause ces résultats. En particulier, 100 % des patients avaient au moins un IgG positif, ce qui est éminemment supérieur à la réalité de la fréquence des intolérances basée sur un interrogatoire. On note aussi que malgré une randomisation (tirage au sort entre les deux options de régime), les types d'IgG étaient différents dans les 2 groupes (ex : 86 % pour la levure dans le groupe régime avec éviction, contre 0 % dans le groupe régime sans éviction), ce qui pourrait expliquer des résultats différents. L'amélioration des symptômes pourrait aussi s'expliquer par un effet propre du régime sans rôle de l'allergie. En effet, dans le groupe « régime avec éviction », on recommandait l'exclusion du lait chez 84 % des patients et du blé chez 49 %, contre seulement 1 % et 8 % des patients du groupe « régime sans éviction ». Une autre réalisée chez 269 patients avec SII et 277 sujets sains suggère qu'il est peu probable que les IgG et les IgG4 soient responsables de l'hypersensibilité en rapport avec l'alimentation (et notamment la levure), mais seraient plutôt le reflet du régime alimentaire des patients. L'association entre le niveau de certaines IgG et la sévérité de la maladie traduit également un changement dans les pratiques alimentaires quand la maladie est plus sévère. Compte tenu de tous ces résultats, la Société nationale française de gastroentérologie (SNFGE) ne recommande pas l'utilisation des dosages d'IgG pour donner des conseils diététiques.

La sensibilité au gluten

Il existe actuellement un intérêt évident pour les régimes en général et notamment pour le régime sans gluten, que nombre de sportifs se mettent à suivre. Une association du SII avec la maladie cœliaque, ou intolérance au gluten, a été décrite dans certaines études (0-4 %). Il s'agit le plus souvent d'études sur questionnaires et/ou chez des patients suivis en médecine interne avec des cas de SII non confirmés par un expert en consultation. Ces cas pourraient correspondre au croisement de manifestations communes digestives chez des patients avec une authentique maladie cœliaque. La coexistence réelle des deux maladies est rare et ne justifie pas un régime sans gluten en l'absence de maladie cœliaque avérée. La recherche d'une maladie cœliaque par le dosage des anticorps anti-transglutaminase (voir p. 59) est recommandée en cas de SII à prédominance diarrhéique ou dans les formes avec alternance de diarrhée et de constipation.

Présentez-vous une hypersensibilité au gluten ?

Des éléments récents plaident cependant pour une amélioration possible des symptômes chez certains patients en rapport avec une « hypersensibilité au gluten » sans maladie cœliaque. Dans une étude anglaise, cette « hypersensibilité » était plus fréquente chez les patients avec SII que dans la population générale (20 % contre 3,89 %). Dans une étude randomisée réalisée chez 34 patients sans maladie cœliaque, un régime sans gluten améliorait les symptômes ; puis, on réintroduisait le gluten à l'aveugle. Une semaine après, on constatait, chez 68 % des patients avec reprise du gluten, une aggravation des scores de douleur, de ballonnement, de l'insatisfaction par rapport à la consistance des selles et de la fatigue chez 68 %. Dans le groupe sans reprise du gluten, l'aggravation concernait « seulement » 40 % des sujets.

Les mécanismes de cette hypersensibilité au gluten non cœliaque ne sont pas connus, mais pourraient faire intervenir plusieurs dimensions, comme la fermentation des peptides du gluten, une activation neurologique en rapport avec le gluten ou la stimulation du système nerveux entérique (voir p. 152).

Il a récemment été montré que la sensibilité au gluten n'est pas lié à une somatisation, c'est-à-dire à l'expression physique d'une souffrance psychique. Par ailleurs, chez les patients avec sensibilité non cœliaque au gluten, différentes anomalies qui ciblent l'immunité ont été retrouvées.

Suivre un régime sans gluten

Le régime sans gluten, s'il est réalisé, n'a pas de particularité par rapport à celui suivi dans le cadre d'une maladie cœliaque (voir p. 72) : il exclut en particulier le blé, le seigle et l'orge. C'est donc un régime astreignant et difficile à suivre. De plus, malgré un meilleur étiquetage permettant d'identifier le gluten dans les aliments et une plus grande accessibilité des produits, ce régime coûte cher, et, dans le cadre de la colopathie fonctionnel, le surcoût du « panier » n'est pas pris en charge par la Sécurité sociale.

Comment cuisiner sans gluten ?

Le gluten est omniprésent dans alimentation « classique », car on le retrouve dans tous les pains, gâteaux, biscuits, beignets, crêpes, pâtes, couscous, boulghour... L'évincer totalement demande donc une vigilance de tous les instants. Dans toutes les préparations à base de farine de blé, celle-ci doit être remplacée par des farines sans gluten que l'on trouve aujourd'hui facilement (merci à la mode au « sans gluten ») au rayon diététique des supermarchés ou dans les magasins bio : farines de maïs, de sarrasin, de riz, de châtaigne... Cependant, ces farines, dépourvues de gluten, n'apportent souvent pas le liant et l'élasticité nécessaires à la réalisation des recettes : de nombreux livres et sites Internet vous donneront des astuces pour compenser cette absence, comme le mélange de plusieurs farines.
Les rayons des supermarchés et des magasins bio proposent aussi des pâtes sans gluten (à base de maïs, de riz, de lentilles...) et des gâteaux ou biscuits tout faits, tandis que de plus en plus de boulangeries ont dans leur gamme au moins un pain sans gluten.
La semoule de couscous peut être remplacée par du quinoa, du « couscous de riz » (en magasin bio), du « couscous de manioc » (en épicerie exotique), du fonio (une céréale africaine, en épicerie exotique ou en supermarché), du millet, du sorgho. Pour vos accompagnements, il y a aussi les classiques riz et polenta.

L'intolérance au lactose

Beaucoup de patients ont déjà testé un régime sans lactose de façon plus ou moins stricte. Le lactose est un sucre contenu essentiellement dans le lait, les yaourts, les desserts lactés et les glaces (mais presque plus dans les fromages affinés). Pour être absorbé, il nécessite l'action d'une enzyme appelée lactase. Le déficit en lactase peut donner des symptômes proches du SII, et on retrouve suivant les populations jusqu'à 70 % des sujets avec un déficit des capacités d'absorption du lactose. Celui-ci peut être mis en évidence par un test respiratoire au lactose – il convient de noter que ce test peut être positif sans que la personne ait de symptômes digestifs. En cas d'intolérance, si les quantités de lactose ingérées (lait, yaourt, glace) dépassent les capacités d'absorption du système digestif, il peut y avoir une fermentation par les bactéries coliques entraînant des ballonnements, des gaz, un inconfort et/ou une diarrhée.

L'intolérance au lactose est très fréquente en cas de SII : elle est estimée à 24,3 % des patients dans une étude hollandaise (contre 5,7% des sujets contrôles), et même à 68,2 % des patients dans une étude italienne. Chez les patients avec intolérance vraie et régime poursuivi, l'amélioration pourrait être durable (87,5 % sans symptômes à 5 ans) si l'on en croit certaines de ces études.

Cependant les patients qui se croient intolérants au lactose n'ont que rarement un test respiratoire positif. Chez ceux qui ont un test respiratoire négatif, le régime sans lactose peut cependant entraîner une amélioration, mais pour d'autres raisons que celles qui sont responsables du SII. Ceci pourrait être dû à d'autres mécanismes, associés par exemple à une allergie aux protéines du lait de vache. De plus, un apport de l'enzyme lactase chez des sujets intolérants n'a pas montré d'efficacité sur les symptômes du SII.

La malabsorption du fructose et des Fodmaps

C'est le plus récent des régimes « à la mode » utilisés dans le cadre du SII. Il reste donc pour l'instant encore moins connu notamment que le régime sans gluten et sans lactose, mais il tend à se développer.

Des études, notamment australiennes, réalisées par des gastroentérologues en lien avec des diététiciennes, ont incriminé certains sucres (fructose, lactose, polyols, galactanes, fructanes, édulcorants type sorbitol) dits fermentescibles : les *Fermentable Oligo-, Di-, and Monosaccharides, And Polyols*, dont l'acronyme, qui a beaucoup fait parler de lui ces derniers temps, est Fodmaps. Ceux-ci pourraient favoriser les symptômes du SII – douleurs, ballonnements et gaz – par une modification de la production de gaz par les bactéries au niveau colique. Ces sucres sont utilisés notamment par l'industrie agroalimentaire, mais sont également présents sous forme naturelle dans de nombreux aliments.

Une malabsorption d'au moins un des différents sucres fermentescibles est très fréquente, notamment en cas de SII (mais elle peut être aussi présente chez des sujets sains). Compte tenu des mécanismes en cause et notamment l'effet osmotique, cela devrait logiquement concerner plus de patients avec SII-D ou SII-A que des patients avec SII-C. Un essai randomisé australien réalisé chez 41 patients avec SII a évalué l'effet sur les symptômes digestifs de conseils diététiques orientés vers une alimentation pauvre en glucides fermentescibles, avec diminution des aliments riches en fructo-oligo-saccharides (farine et oignons), en galacto-oligo-saccharides (légumes), en polyols (poires), en lactose et en fructose. L'avis des patients était recueilli avant le régime et 4 semaines après son début. L'amélioration de l'ensemble des symptômes, notamment du ballonnement, des borborygmes et des émissions urgentes était plus fréquente dans le groupe bénéficiant de conseils que dans le groupe placebo (68 % contre 23 %). On constatait aussi des modifications du microbiote, avec une diminution de la concentration et de la proportion des bifidobactéries (*Bifidobacterium*).

Une autre étude réalisée en Angleterre chez 82 patients avec SII, dont 40 % ayant une constipation initiale, a montré un bénéfice, par rapport à des conseils diététiques standards, d'un régime pauvre en Fodmaps sur un score global de symptômes, sur les ballonnements, les douleurs abdominales et les flatulences, mais pas sur la constipation. En France, la part des Fodmaps dans l'alimentation des sujets sains ou des patients avec SII n'a pas été évaluée. Il est important de savoir que les résultats obtenus dans d'autres pays ne sont pas extrapolables, car il existe des différences importantes dans l'alimentation entre cultures différentes, et cela est particulièrement vrai entre la France et la Grande-Bretagne ou l'Australie.

Dans une autre étude randomisée réalisée par le même groupe d'australiens chez 30 patients dont 13 avec SII-C, la consommation moyenne de Fodmaps se situait autour de 16 g par jour, sans différence entre les patients avec SII et les 8 sujets sains participant à cette étude. L'effet du régime pauvre en Fodmaps (avec des apports de moins de 0,5 g par repas) entraînait une amélioration sur un score global ainsi que sur les douleurs, les ballonnements et les gaz. Cette amélioration semblait concerner tous les sous-types de patients, aussi bien SII-D que SII-C. Cependant des modifications plus objectives des selles (nombre, consistance, poids des selles et contenu en eau des selles) n'étaient obtenues que chez les patients avec SII-D.

Comment suivre un régime sans Fodmaps ?

Le principal obstacle de ce régime est l'observance à long terme, car il nécessite une éducation complexe pour savoir reconnaître les Fodmaps, pour évaluer leur importance dans les différents aliments, et une volonté de tous les instants difficile à obtenir compte-tenu du nombre important d'aliments « déconseillés ». Dans une étude récente réalisée en Nouvelle-Zélande, la parfaite adhésion au régime ne concernait ainsi que 12,2 % des patients.

Idéalement, avant de vous proposer un tel régime, il faudrait que votre médecin puisse évaluer la charge en Fodmaps de votre alimentation. Si elle est déjà basse (aux environs de 4 g par jour ou moins), il est inutile de vous mettre à traquer ces sucres. Mais cette évaluation, qui prend du temps, est difficile à mettre en pratique, d'autant que peu de diététiciens sont aujourd'hui formés en France à cette problématique. L'évaluation est également rendue plus complexe par le fait que la co-ingestion de glucose avec les Fodmaps diminue leur effet « nocif » sur les symptômes : en effet, l'absorption des Fodmaps est facilitée par celle du glucose.

De façon pragmatique, votre médecin peut vous proposer, si vous pensez que votre alimentation est impliquée dans vos symptômes et que vous n'avez pas identifié d'aliment déclencheur, de tester ce régime en utilisant une liste d'aliments autorisés et déconseillés (voir tableau p. 182). En cas d'amélioration persistante (plus de 6 à 8 semaines) et importante des symptômes, vous pourrez vous voir proposer, à titre individuel, d'élargir progressivement ce régime en faisant des essais par type d'aliment (un aliment toutes les 48 heures). En effet, tous ces hydrates de carbone ne semblent pas avoir la même valeur de déclenchement des symptômes. Pour vous aider à suivre ce régime complexe, il existe des applications pour smartphones (comme par exemple celle de la Monash University « *Low Fodmaps Diet* »).

L'intérêt de ce régime, qui est très à la mode pour le traitement du SII, doit cependant être nuancé par une étude randomisée suédoise du groupe de Magnus SImren qui montre que des conseils diététiques simples semblent aussi efficaces à 1 mois sur les symptômes qu'un régime pauvre en Fodmaps. Ces « conseils diététiques simples » étaient de :

- manger 3 repas par jour, ni trop ni trop peu à chaque repas, en évitant d'avoir faim ou de se sentir « trop plein » ;
- manger lentement, au calme et en mâchant bien les aliments ;
- de réduire la quantité d'aliments gras ou épicés, de café, d'alcool, d'oignons, de choux, et de haricots ;
- d'éviter les boissons gazeuses, les chewing-gums et les édulcorants finissant par « -ol » ;
- de répartir l'apport de fibres de façon homogène sur la journée.

La faute au gluten ou aux Fodmaps ?

Il peut exister une confusion entre les effets bénéfiques du régime sans gluten (chez les patients sensibles au gluten, sans maladie cœliaque avérée) et du régime pauvre en Fodmaps. En effet, en diminuant la part des aliments avec gluten, on diminue du même coup la part des Fodmaps. Les résultats des dernières études semblent d'ailleurs plutôt en faveur d'un effet propre de la réduction des Fodmaps. Ainsi, dans une étude randomisée réalisée chez des patients hypersensibles au gluten (dont 35 % présentaient une constipation), le suivi préalable d'un régime pauvre en Fodmaps neutralisait les effets de la réadministration du gluten sur les symptômes du SII.

Exemple de conseils diététiques

	Produits laitiers	Viande Poisson Œuf	Fruits
Aliments autorisés, à faible teneur en Fodmaps (liste non exhaustive)	• Lait sans lactose ou pauvre en lactose, lait végétal (lait de soja) enrichi en calcium • Yaourts faits maison avec du lait sans lactose ou pauvre en lactose, yaourts au lait végétal • Fromages affinés : – **à pâte molle** (camembert, brie, munster, Pont- l'Evêque), – **bleu** (Roquefort, bleu d'Auvergne…), non cuites (gouda, edam mimolette, cantal reblochon…), – **à pâte dure** (emmental, comté, beaufort)	Tous	Banane, canneberge, ananas, pam plemousse, melon, citron orange, fruit de la passion papaye, framboise, rhubarbe, fraise, papaye noix de coco, kiwi
Aliments déconseillés	• Lait en boisson, en poudre, concentré et dérives (sauce béchamel, flan …) • Crème glacée et dessert lacté • fromages frais (fromage blanc, mozzarella) • Yaourts, suisses…		Pomme, poire pêche, cerise, prune, abrico pastèque, mangue, , mûre, fruits secs et oléagineux (noix, amande…), litchi

Fiche établie par K. SPICZONEK Diététicienne Hôpital Avicenne – Pr SABATE Hôpital Louis

pour un régime pauvre en Fodmaps

Légumes verts	Produits céréaliers	Préparations industrielles	Produits contenant des polyols
Carottes, céleri, endives, cœurs de palmier, haricots verts, laitue, panais, courges, patate douce, tomate, courgette, igname, navets, poivrons rouges, blettes, aubergines, poivrons, épinards…	Sarrasin, épeautre, riz, avoine, polenta, millet, tapioca, quinoa… (sous toutes leurs formes : pain, biscottes, farine, semoule.), pomme de terre, maïs..	Toutes celles non indiquées ci-dessous	
Artichaut, asperge, chou et dérivés : chou-fleur, brocoli, poireaux, ail, oignon, échalote, légumes secs (pois chiche, haricots rouges, lentilles…), champignons	Blé – si en grandes quantités car bien toléré en petites quantités – et tous les dérivés (boulgour, semoule, farine, pain, biscotte…), orge, seigle	• Plats cuisinés contenant du fructose • Sauce type barbecue, tomate concentrée, aigre-douce • Miel • Sirop d'érable • Sirop de maïs	Aliments diététiques édulcorés, sucreries sans sucre

Mourier, Pr BENAMOUZIG Hôpital Avicenne – Septembre 2014.

Les régimes : pas de règle générale

S'il existe un lien entre repas ou aliments et symptômes du SII, qu'il soit remarqué par les patients (lien temporel ou renforcement des symptômes) ou mis en évidence par l'analyse de la littérature, il reste difficile de vous prodiguer des conseils diététiques simples.

Il semble évident que des conseils adaptés ne peuvent être donnés qu'après une analyse individuelle de votre alimentation, réalisée dans l'idéal par un diététicien formé. Il reste ensuite à démontrer leur efficacité sur vos symptômes et votre qualité de vie. Comme on l'a évoqué (voir p. 173), les dosages d'anticorps censés reconnaître les aliments auxquels on est allergique ne sont pas utiles pour guider le régime.

En fonction de votre rapport personnel à la nourriture, votre médecin pourra aussi vous recommander d'éviter les repas trop abondants, de manger des fibres en quantité normale, de diminuer – sans les exclure – le lactose (lait, glaces, yaourts) et les graisses, et de réduire la charge de Fodmaps dans votre nourriture en évitant le fructose (miel, sirop de maïs, pommes, poires, dattes, oranges), les aliments qui augmentent la production de gaz (pois, brocolis, choux, son), ainsi que les édulcorants en -ol : sorbitol, mannitol et xylitol (que l'on trouve dans les chewing-gums sans sucre).

Ne poursuivez pas un régime inefficace !

Tout régime qui n'a pas d'efficacité initiale ou qui perd son efficacité après 2 mois ne devrait pas être poursuivi. Certains patients peuvent cumuler différents régimes même sans recommandation, mais cela n'est pas une stratégie à appliquer. Il faudra aussi se méfier des régimes trop restrictifs qui pourraient conduire à des carences, même si celles-ci ont rarement été mises en évidence jusqu'à présent dans les études publiées. Il est donc important d'essayer de conserver l'alimentation la plus variée et la plus équilibrée possible.

Sixième partie

Les traitements du SII

Pour cette maladie, il n'existe pas de traitement de référence incontestable, et aucun traitement ne pourra, hélas, vous guérir complètement. Le but des traitements est de diminuer la fréquence et l'intensité des symptômes (leur disparition complète est rare). Le traitement doit être individualisé, et on ne peut pas prédire l'efficacité d'un traitement chez un patient donné. Un traitement efficace à un moment peut perdre son effet transitoirement ou durablement. De même, l'inefficacité d'un traitement n'est pas synonyme d'erreur diagnostique. En pratique, vous serez donc souvent amené à essayer différents médicaments successivement.

La mise au point de nouveaux traitements, principes généraux

Pour les traitements en place depuis de nombreuses années, les études ont été réalisées avec des critères de qualité qui ne seraient pas jugés suffisants aujourd'hui. «Effet placebo», «critères d'efficacité d'un traitement», «randomisation»... La connaissance de certains termes sont utiles pour comprendre comment est testée l'efficacité des nouveaux traitements possibles selon les critères actuels. Je vous propose ici d'en faire le tour. Pour une vue d'ensemble des traitements actuellement disponibles rendez-vous pp. 196 à 209.

L'effet placebo

L'effet « placebo » est l'écart (positif) d'efficacité entre l'efficacité observée et celle qu'on peut attendre du seul fait des effets pharmacologiques du médicament. En d'autres termes, il s'agit d'une efficacité, d'un effet thérapeutique observé (avec une amélioration des symptômes), lors de la prise d'une substance en réalité inactive ou peu active. Cet effet, créé par le cerveau, est lié à l'attente d'un effet positif chez un patient qui ne sait pas s'il reçoit le médicament ou le placebo. Des études en IRM fonctionnelle ont montré que l'effet placebo est lié à des modifications d'activation au niveau de différentes zones du cerveau (cortex préfrontal, cortex somato-sensoriel et thalamus).

Au cours des études réalisées dans le SII, il existe un effet placebo important : avec un traitement placebo, on constate une amélioration des symptômes en moyenne chez 37,5 % des sujets avec SII. Il est donc plus difficile pour un nouveau traitement de prouver son éventuelle efficacité, par rapport à des maladies où l'effet placebo est plus faible.

L'effet placebo est variable selon les personnes, mais ne peut être prédit chez une personne en particulier. Il peut être renforcé par la conviction que met le médecin à prescrire un traitement dont il assure le patient de sa grande efficacité. L'effet placebo peut durer jusqu'à 6 à 8 semaines, et il faut donc attendre ce délai avant de savoir si le traitement que l'on prend a une efficacité en lui-même ou non. La disparition de l'effet après quelques semaines est souvent l'explication des « pertes d'efficacité » de certains traitements qui fonctionnaient au début. Je précise ici qu'une autre cause d'amélioration passagère non liée au traitement peut être la fluctuation naturelle des symptômes, comme c'est souvent le cas dans le SII.

L'effet nocebo

En miroir de l'effet placebo et passant par des mécanismes similaires, existe ce qu'on appelle l'« effet nocebo », qui correspond à une sensation d'aggravation consécutivement à l'interruption d'un traitement qui n'avait pas ou peu d'efficacité propre. Il explique pourquoi certains patients sont parfois très « accrochés » à leur traitement car après une tentative d'arrêt brève (quelques jours en général), ils ont ressenti une augmentation des symptômes. Mais comme l'effet placebo, l'effet nocebo est transitoire. Le tout est de tenir bon et de ne pas se laisser abuser !

Critères d'efficacité d'un traitement pour les autorités de Santé

Actuellement les demandes d'autorisation pour qu'un médicament reçoive une indication pour une maladie donnée se font au niveau de l'Agence européenne des médicaments (European Medicines Agency ou EMA). Toutefois, chaque pays décide avec ses propres autorités compétentes des modalités éventuelles de remboursement, ce qui peut avoir un impact sur la disponibilité de certains médicaments d'un pays à l'autre.

Jusques récemment, le critère pour autoriser une mise sur le marché d'un médicament pour une maladie était la recherche d'un soulagement global des symptômes par rapport à une période « de référence » précédent la prise du traitement, souvent une à deux semaines avant le début de ce dernier. Il était critiqué à juste titre car assez subjectif, et, dans le SII, l'on pouvait être considéré comme « répondeur » au traitement en ayant une amélioration des douleurs même sans avoir d'amélioration du trouble du transit.

Pour cette raison, ce critère est actuellement remplacé par une amélioration par rapport à la période d'avant traitement qui doit être obtenue sur la douleur (amélioration de 30 %) *et* sur les troubles du transit. Les critères sont les suivants :

- pour les SII-D, 50 % de réduction du nombre de jours avec au moins une selle de consistance Bristol 6 ou 7 ;
- pour les SII-C, une augmentation d'au moins une selle spontanée complète (jugée satisfaisante) ;

- pour les autres, une amélioration globale de 2 points sur une échelle en 7 points (ou de 1 point sur une échelle en 5 points).

Les évaluations des symptômes se font sur une base quotidienne ou hebdomadaire. Parmi les autres critères pris en compte figurent l'évolution de la sévérité de la maladie et, de manière récente, l'effet sur la qualité de vie. Il faut savoir que même sans soulagement global (qui est nécessaire pour qu'un médicament reçoive l'indication « syndrome de l'intestin irritable »), des patients peuvent connaître une amélioration de leur maladie par l'action d'un traitement qui n'a pas cette indication. Celui-ci peut en effet être efficace sur un ou plusieurs symptômes (on parle de traitement symptomatique), à défaut d'agir sur un mécanisme précis.

La randomisation

Dans les études au cours desquelles on compare deux traitements (médicament et placebo, ou deux médicaments dont un médicament de référence), il s'agit de l'attribution par tirage au sort d'un de ces deux traitements.

Les études en double aveugle

Pour être le plus objectif possible, et compte tenu d'un possible effet placebo, le nouveau traitement à tester doit être comparé à un placebo, identique dans sa présentation (gélules ou sachet selon la forme du médicament à tester) mais ne renfermant aucun principe actif. Pour que ni le médecin ni le patient ne puissent être influencés, on fait en sorte qu'aucun des deux ne sache si le traitement pris par le patient est le médicament ou le placebo :

c'est ce que l'on appelle une étude en double aveugle (dans une étude en simple aveugle, le médecin est au courant du traitement utilisé, mais pas le patient). Ce n'est que lorsque l'étude est terminée que les groupes de traitement sont révélés : on sait alors quel traitement a été pris, placebo ou médicament testé, par chacun des patients de l'étude. On procède ensuite à l'évaluation par analyse statistique de l'efficacité du traitement testé.

Le délai d'action ou d'efficacité d'un traitement

Ce délai est important à connaître et devrait vous être précisé par votre médecin quand vous essayez un nouveau traitement. En effet, il peut être très variable selon le mécanisme en cause. Certains traitements comme les antidépresseurs peuvent mettre 15 jours à 3 semaines à agir, alors que d'autres, comme les ralentisseurs du transit, sont censés agir dans les heures qui suivent leur première prise. On peut donc souvent statuer plus rapidement sur l'inefficacité d'un traitement dont le délai d'action est court.

Patients répondeurs et non répondeurs

C'est un concept particulièrement important, car l'efficacité connue des traitements grâce aux résultats des études est une efficacité « moyenne » à l'échelle d'un groupe. Ainsi, quand on dit qu'un traitement est efficace dans 30 % des cas, cela veut dire que dans un groupe de, mettons, 200 personnes, 60 patients auront une amélioration de leur état, alors que 140 n'en auront pas.

Idéalement, il faudrait pouvoir disposer de « critères prédictifs » d'efficacité pour cibler ce traitement aux seules personnes qui peuvent en tirer bénéfice. Malheureusement, dans le cas du SII, les critères prédictifs n'existent le plus souvent pas, ou ne sont pas disponibles car l'étude des mécanismes n'est accessible que par des techniques uniquement utilisées dans le cadre de la recherche fondamentale. Il faut donc être pragmatique et accepter de tester pour soi-même l'efficacité des traitements.

Bénéfice-risque et effets secondaires

La plupart des traitements peuvent entraîner des effets secondaires qui sont pour beaucoup prévisibles, car ils ont déjà été décrits au cours des études nécessaires à la validation du traitement (études cliniques de phase III) ou dans la phase de commercialisation du traitement (phase de post-marketing) grâce à l'activité de pharmacovigilance. Des effets secondaires plus rares peuvent aussi survenir, et doivent être colligés pour réajuster les recommandations des autorités de santé.

Pour tout traitement médicamenteux ou stratégie de traitement, on peut définir ce qu'on appelle le bénéfice-risque, en prenant en compte l'impact propre à la maladie (en termes de symptômes et de gravité) ou au malade (sévérité et impact sur la qualité de vie) mais aussi l'efficacité et les effets secondaires potentiels connus d'un traitement (à l'échelle d'un groupe). Ce concept s'exprime dans deux situations : pour les autorités de santé et à titre individuel, dans le choix d'un traitement parmi les traitements disponibles.

Dans le cas du SII, la maladie est jugée peu grave par les autorités de santé. En conséquence, pour valider un nouveau traitement, elles n'admettent pas qu'il y ait d'effet secondaire.

De plus, une efficacité plus grande comparée au placebo est exigée, par rapport à d'autres maladies jugées plus grave, pour lesquelles même des progrès thérapeutiques mineurs sont validés. À titre individuel, si les traitements classiques sont inefficaces chez vous, votre médecin pourra être amené à vous prescrire des traitements avec potentiellement plus d'effets secondaires, s'il juge que votre maladie est sévère et impacte votre quotidien.

Stratégie globale de prise en charge

La consultation initiale est primordiale, car elle permet d'analyser et de prendre en compte vos antécédents, qui peuvent être importants pour le choix du traitement à proposer, en raison notamment des contre-indications propres à certains traitements. Elle analyse aussi vos symptômes et leur sévérité, et l'impact sur votre qualité de vie, pour déterminer le bénéfice-risque. Elle retrace aussi l'historique des traitements essayés et notamment leur efficacité (efficacité initiale puis perte d'efficacité, ou non efficacité d'emblée), les posologies utilisées, la manière dont étaient pris ces traitements (horaire, nombre de prise par jour) et les éventuels effets secondaires auxquels ils étaient associés. Il n'est en effet pas rare que les traitements aient été pris selon des posologies non optimales, pendant une durée insuffisante (compte tenu du délai d'efficacité attendu), ou à des horaires de prises inappropriés, autant de facteurs qui peuvent expliquer une absence d'efficacité. En cas de doute, il vaux mieux tester à nouveau le traitement en condition optimale avant de déclarer son inefficacité, car nous ne disposons pas d'un nombre infini de traitements.

Certains indices glanés au cours d'une consultation attentive, en fonction de l'orientation vers certains mécanismes, permettent parfois d'établir un ordre de préférence dans les traitements à essayer dans votre cas.

Il peut être aussi important, dans les consultations de suivi où votre médecin va évaluer l'efficacité de la stratégie testée, que vous remplissiez au quotidien un « calendrier de symptômes » (comme c'est le cas dans les études pour valider les médicaments), notamment quand les symptômes sont très variables d'une période à l'autre. Cela permet d'avoir une meilleure vision du tableau formé par votre maladie.

Pour ma part, je pense qu'il est aussi important de prendre en compte le coût des traitements, dans l'objectif d'une part d'avoir une efficacité au moindre coût, d'autre part pour que le traitement qui vous est proposé soit compatible avec vos ressources du patient. Il ne faut en effet pas oublier que le SII est une maladie chronique dans laquelle une partie importante des coûts reste à votre charge (voir p. 110).

Quels sont les traitements possibles ?

Dans les paragraphes qui suivent, je vais vous donner des informations sur les traitements disponibles, leur efficacité et parfois sur la manière de les utiliser, issues de mon expérience personnelle et des résultats des traitements dans les études de la littérature scientifique. Il ne s'agit bien sûr pas d'une ordonnance, et votre médecin, qui vous connaît, est normalement à même de vous prescrire un traitement adapté. Cependant certains des traitements dont je parle ici peuvent être, sous la responsabilité de votre médecin, détournés de leur utilisation principale, qui est l'indication reconnue de l'autorisation de mise sur le marché (AMM) donnée par les autorités de Santé. Cette démarche donne parfois des résultats là ou les traitements « classiques » n'ont pas eu d'efficacité.

Les médicaments avec effet sur le transit

Si vous souffrez de diarrhée

Les ralentisseurs du transit

Le plus connu est le lopéramide (Imodium®), qui est utilisé dans les diarrhées aiguës à raison de 1 à 2 gélules après les selles liquides, à renouveler éventuellement. Il s'agit d'un vieux médicament. Les études des années 1980, ont montré qu'il peut diminuer le nombre de selles et augmenter leur consistance en cas de diarrhée « motrice » (par accélération du transit). Les traitements ralentisseurs de transit sont aussi souvent efficaces dans le syndrome de l'intestin irritable avec diarrhée prédominante. Pris après une selle liquide déclenchée par un repas, ils n'ont pas trop d'impact sur la qualité de vie, car « le mal est déjà fait ».

Les médecins comme les patients ont souvent peur aussi d'une utilisation chronique de ces traitements, avec le risque d'un blocage trop fort du transit, voire d'une occlusion. En pratique, ce risque est quasi nul, et je conseille souvent à mes patients qui ont ce lien fort entre le repas et les selles liquides et urgentes de prendre le lopéramide préventivement 30-45 minutes avant le début du repas, de voir s'ils peuvent être tranquilles ensuite, et pendant combien de temps. Il arrive que, après la phase sans diarrhée, le « déblocage » soit un peu brutal et explosif, il faut donc apprendre à manier ce traitement et à déterminer la dose utile. Ce traitement peut parfois augmenter un peu les douleurs en cas de blocage transitoire trop prononcé.

Pris préventivement, le bon dosage est parfois de deux gélules, mais le plus souvent une gélule suffit (2 mg). Si cette dose est encore trop forte pour vous, vous pouvez utiliser la forme pédiatrique, qui permet de prendre l'équivalent d'une demi ou de ¾ de gélule. Le lopéramide peut être pris ponctuellement comme une « béquille » et même sur une longue période si besoin, notamment si, avant un évènement important (rendez-vous professionnel, restaurant, soirée théâtre ou cinéma), vous avez l'angoisse d'avoir une envie urgente et de ne pas trouver de toilettes.

La colestyramine

La colestyramine (Questran®) est un traitement qui agit en cas de diarrhée par malabsorption des sels biliaires. Il est détourné de son utilisation officielle, qui est la diminution du taux de cholestérol dans le sang. Il est adapté notamment aux patients souffrant d'une diarrhée liée au repas et très urgente. Il faut en prendre de 2 à 3 sachets par jour (un sachet avant les principaux repas), à distance d'autres médicaments, car ils peuvent en perturber l'absorption. Quand ce traitement est efficace, pour certains patients cela s'apparente à un « miracle », car il gagnent en qualité de vie de façon indéniable. Le problème avec ce traitement est qu'il n'est pas très facile ni agréable à prendre, car il a une consistance plâtreuse. Aux États-Unis, un traitement de mécanisme d'action similaire existe sous la forme de comprimés (le colestipol), plus commodes d'utilisation.

L'architecture des selles

Les selles sont composées d'eau à 90-95 %. Le reste est constitué des résidus non digestibles des aliments, après passage dans l'intestin grêle et action de la flore colique. Une étude du Dr Swidsinski (Berlin, Allemagne) a montré, en réalisant des mini-forages dans des selles, une organisation architecturale complexe des selles. Il existe en effet, dans une selle, plusieurs zones différentes, avec :

- en profondeur et au centre, de grandes quantités de bactéries (3 familles bactériennes représentant plus de 70 % des bactéries)
- dans les zones superficielles, peu de bactéries, mais du mucus.

Cette architecture est fortement perturbée en cas de diarrhée, avec une augmentation importante de la couche externe de mucus.

Si vous souffrez de constipation

Les laxatifs

Il en existe de plusieurs types qui ont des mécanismes d'actions différents. Il est donc important de bien respecter leurs recommandations pour obtenir la meilleure efficacité possible.

Les mucilages, qui sont des fibres solubles (voir p. 172), sont indiqués dans les formes avec ralentissement du transit. Mais ils peuvent aussi parfois soulager les alternances constipation-diarrhée, voire certaines formes avec diarrhée, car ils augmentent le volume des selles (en augmentant leur volume en eau), ce qui facilite leur évacuation, mais aussi la capacité à les retenir – il est plus facile de retenir une selle plus volumineuse en cas de problème de continence. On en trouve notamment dans le psyllium, ou ispaghul.

Certains des laxatifs utilisés, s'ils améliorent le transit, peuvent augmenter un peu les ballonnements et les gaz. Il faut alors voir si l'effet global de la prise du traitement est positif, car les gaz et la sensation de ballonnements peuvent déjà être présents au-dessus d'un « bouchon » de selles dures. Pour cette raison, on utilise plus volontiers des laxatifs à « effet osmotique » que du lactulose, car les ballonnements résultants sont moindres. Les laxatifs à base de polyéthylène glycol (PEG) doivent être pris en une seule fois le matin, et leur dose peut être modulée (de 1 à 3 sachets) en fonction de leur efficacité. Il existe en France 4 dosages (selon les laboratoires), qui vont de 2,95 g à 13,125 g par sachet. Il s'agit du même produit que dans la « délicieuse » purge de 3 ou 4 litres qu'on prend pour la préparation d'une coloscopie.

Le manque d'efficacité de ces laxatifs vient souvent d'une posologie non adaptée (insuffisante), ou d'un traitement fractionné en plusieurs prises, ce qui divise l'efficacité pour ce type de traitement. Si vous avez passé une coloscopie, souvenez-vous qu'on vous avait dit de prendre ce produit rapidement, sans le siroter, car il agit comme une chasse d'eau. Il ne faut pas craindre un effet instantané de ces traitements, et la dose que vous prenez agit plutôt le lendemain. Une critique qui leur est souvent faite est la consistance liquide des selles résultantes. Il faut bien comprendre, et c'est que j'essaye d'expliquer à mes patients, que ce qui compte c'est la qualité de vie et le confort et non la consistance des selles, car celle-ci est « artificielle » et modifiée par le traitement. Il ne faut pas toutefois passer d'un excès à l'autre, avec des selles tellement liquides qu'on ne peut les contrôler.

On pourrait penser que peu de gens regardent leurs selles, mais les malades qui souffrent de colopathie fonctionnelle les regardent souvent, et sont donc capables de répondre à la question de leur consistance avec l'échelle de Bristol (voir p. 41). Les patients sont d'ailleurs en général très attachés à une consistance des selles qui était celle de la période où ils n'étaient pas malades. Vous-même aspirez-vous peut-être à retrouver la consistance « d'avant ». Mais j'insiste vraiment : il faut vous attacher aux conséquence de votre transit en termes de qualité de vie, sans plus se soucier de cette consistance « artificielle », et changeante en fonction du traitement que vous essayez.

Matin ou soir ?

L'activité et la marche favorisent le transit. Au contraire, pendant le sommeil, le transit est en « repos ». Par conséquent, il vaut mieux prendre les traitements de la constipation le matin.

Les laxatifs irritants

Ce sont les laxatifs à base de séné, bourdaine et anthraquinone. Ils étaient autrefois bannis de l'arsenal des gastroentérologues, car ils étaient accusés de « brutaliser » le côlon et de provoquer après des années d'utilisation des constipations très sévères, voire des incontinences par une atteinte des cellules nerveuses impliquées dans les contractions du côlon. Il semble que ces données étaient issues d'études sur des malades décédés, et la cause des lésions observées n'est en fait pas certaine. Récemment, nos collègues anglais ont montré que la tolérance de ces traitements était acceptable. Il faut cependant les utiliser avec modération car ils sont d'action un peu violente, et ils déclenchent des douleurs abdominales, ou augmentent celles déjà présentes. Je les prescris aux patients ayant une constipation relativement importante, et plutôt en traitement de secours.

Certains de ces traitements peuvent provoquer une modification de la coloration normale de la muqueuse du côlon visible lors de la coloscopie. Normalement rose pâle, elle peut prendre une coloration brune, appelée « mélanose colique ». Cette anomalie sans conséquence est liée à l'accumulation de certains pigments (lipofuscine) en rapport avec la prise de ces médicaments.

D'autres mesures pour lutter contre la constipation

Ne différez pas le moment d'aller à la selle. Pour le traitement de la constipation, quelques mesures simples peuvent parfois avoir un effet. Il faut essayer, en cas de sensation de besoin d'aller à la selle, d'y répondre dès que possible. En effet, cette sensation, liée à l'arrivée de matières dans le rectum, disparaît en quelques minutes, le rectum s'adaptant à son contenu. C'est ce qui nous permet de différer le fait d'aller à la selle lorsque cela n'est pas possible, mais favorise la constipation.

Allez aux toilettes tous les jours à heure fixe. Même chez les patients qui d'habitude n'ont pas de selles quotidiennement, il faut essayer d'y aller tous les jours à heure fixe, à une heure où l'on a suffisamment de temps et où l'on est tranquille. Par exemple, cela peut être le soir si vous n'avez pas suffisamment de temps le matin avant de partir au travail. Pensez à prendre sur les toilettes une position qui facilite l'évacuation des selles par l'ouverture de l'angle ano-rectal : il faut légèrement surélever les pieds, en utilisant une marche, un petit tabouret, un gros dictionnaire...

Buvez suffisamment d'eau. Une consommation « normale » d'eau (environ 1 à 1,5 litres par jour) est suffisante pour avoir une hydratation correcte des selles. Des études ont montré, qu'une augmentation (raisonnable) des apports n'a pas d'impact sur cette hydratation et sur le transit. Essayez les eaux naturellement riches ou enrichies en certains minéraux qui peuvent avoir une fonction laxative, dont le magnésium (ou sulfate de magnésium). Bien qu'on ne dispose pas d'étude réalisée dans le cadre du SII, une étude récente réalisée chez des femmes constipées montre que deux semaines d'utilisation de ce type d'eau (1 litre par jour et 0,5 litre d'eau minérale avec faible teneur en minéraux) soulage plus la constipation en modifiant la consistance des selles (moins de selles dures) que la prise d'1,5 litre d'eau minérale avec faible teneur en minéraux. Évidemment, la consommation de ces eaux en remplacement partiel ou total de l'eau du robinet ou d'eau minérale classique a un coût.

Rééduquez votre anus. Si vous avez une constipation avec asynchronisme abdomino-périnéal créant une gêne à l'évacuation des selles par contraction anormale du sphincter anal externe lors des efforts de poussée abdominale, la rééducation peut corriger cette anomalie. Cela nécessite une dizaine ou une quinzaine de séances. Celles-ci sont réalisées dans des centres experts, qui font aussi les manométries ano-rectales permettant d'identifier ce problème, ou le plus souvent par des kinésithérapeutes qui pratiquent aussi la rééducation pelvienne dans le cadre du suivi post-grossesse. Cette rééducation fait participer le patient en lui expliquant ce qu'il fait mal, lui apprend à reconnaître et reproduire les bonnes manœuvres. Elle peut être réalisée avec l'aide d'une sonde mise en place comme pour la manométrie, et d'un logiciel permettant de visualiser ses erreurs et les progrès réalisés sur un écran d'ordinateur.

Testez les suppositoires à dégagement de gaz. En cas de constipation distale (avec gène à l'exonération) on peut utiliser, quelques minutes avant le moment choisi pour aller aux toilettes, un suppositoire « effervescent » (Eductyl®), qui dégage 100 ml de gaz. Des études montrent que ces suppositoires peuvent aussi être utilisés en complément de la rééducation.

Les antispasmodiques

Leur utilisation est basée sur l'existence de troubles de la motricité digestive (voir p. 122). On peut les prendre en traitement d'entretien une ou plusieurs fois par jour pour éviter une crise douloureuse, ou pour diminuer la fréquence ou l'intensité des crises. Il existe également des traitements d'action rapide que l'on peut prendre ponctuellement lors d'un accès douloureux, pour diminuer son intensité.

Les antispasmodiques sont les traitements les plus utilisés en France. Dans l'enquête de l'APSSII, un patient sur deux en avait pris dans le passé ou en prenait au moment de l'étude. Les antispasmodiques sont recommandés en première intention pour les douleurs abdominales et les ballonnements sans distension. Ils peuvent vous être prescrits quel que soit le type de votre trouble du transit (dans les études, tous les types de patients étaient inclus).

Ils peuvent être pris à la demande ou en continu sur plusieurs jours – en respectant les posologies bien sûr. Les effets secondaires de ces traitements sont jugés faibles et acceptables.

Les antispasmodiques ont théoriquement une action sur le muscle lisse intestinal et diminuent les spasmes (on les appelle aussi spasmolytiques). Il en existe différents types selon le mécanisme d'action et le type de récepteur ciblé : des anti-muscariniques (cimétropium, mébévérine), des inhibiteurs des canaux calciques (pinavérium, huile de menthe poivrée), et des musculotropes (papavérine-like). Certains ont des effets qu'on appelle « atropiniques », qui peuvent être gênants en cas de maladie oculaire avec hypertension (glaucome) ou de grosse prostate (adénome). Ils sont normalement non disponibles en France.

La plupart des études disponibles pour ces médicaments sont des études anciennes qui seraient jugées aujourd'hui de qualité insuffisante pour obtenir un agrément des autorités de santé (voir p. 190), notamment en raison des critères choisis pour juger de l'efficacité, ou du fait d'un faible nombre de patients inclus dans les études. Aussi, pour éviter un déremboursement, certains de ces antispasmodiques ont fait l'objet de nouvelles études avec les critères actuels, sur un grand nombre de patients, avec une randomisation entre le traitement et le placebo. Ainsi, le phloroglucinol et l'association de citrate d'alvérine et de siméthicone ont récemment démontré à nouveau leur efficacité. Le délai d'action de ces traitements est court : de 30 minutes à quelques heures. Globalement, il existe une amélioration de la douleur moyenne à l'échelle d'un groupe de l'ordre de 15-20 %. Le nombre de patients avec une diminution significative de la douleur (> 50 %) est plus important qu'avec le placebo.

Dans certaines études, ont retrouve une amélioration de la sévérité de la maladie et de la qualité de vie aussi plus fréquente qu'avec le placebo. L'huile de menthe poivrée, qui est très utilisée aux États-Unis, l'est beaucoup moins en France, mais semble aussi être efficace.

Les pansements intestinaux et l'argile

D'habitude prescrits en médecine générale dans des cas de gastroentérite, ils sont aussi souvent utilisés par les patients avec SII. Il s'agit notamment de la diosmectite, utilisée en cas de forme avec diarrhée prédominante. Dans une étude réalisée chez 102 patients avec SII-D comparant un traitement avec des pansements intestinaux (1 sachet trois fois par jour en continu pendant 8 semaines) avec un placebo, il n'y avait pas d'effet sur le nombre de selles. Dans les deux groupes, on retrouvait une amélioration globale avec le temps, mais les douleurs et les ballonnements n'étaient améliorés qu'avec le traitement actif et non avec le placebo.

Dans une étude française, la montmorillonite beidellitique, une argile naturelle, n'avait pas d'effet chez les patients souffrant de SII (tout types de transit). Cependant, dans le sous-groupe des patients avec constipation, elle améliorait les ballonnements et les douleurs abdominales.

Les antidépresseurs

En France, ils sont utilisés en deuxième intention, en cas d'échec ou d'insuffisance d'efficacité des traitements précédents. Ils sont prescrits à des doses habituellement inférieures à celles utilisées pour le traitement de la dépression. Cependant ce type de traitement a souvent mauvaise presse auprès des patients. Je vais donc vous expliquer pourquoi ils peuvent vous être prescrits.

Les antidépresseurs peuvent avoir un effet sur l'hypersensibilité du tube digestif et les douleurs abdominales en agissant sur le système nerveux au niveau du tube digestif, de la moelle épinière et du cerveau.

L'antidépresseur sur lequel le plus d'études ont été réalisées au cours du SII est l'amitriptyline. En France, cette molécule est disponible sous forme de gouttes de 1 mg. Ceci permet d'augmenter la posologie très progressivement sur plusieurs semaines, jusqu'à une dose potentiellement efficace. Il faut ensuite poursuivre le traitement à cette dose (ou à une dose légèrement ajustée vers le haut ou vers le bas) pendant au moins deux à trois semaines, avant d'espérer avoir une efficacité. Environ 40 % des patients répondent à ce type de traitement, généralement à une posologie située entre 30 et 50 mg/j, soit environ au tiers des doses utilisées dans les dépressions. L'amitriptyline doit être prise le soir, et peut vous aider à dormir si vous avez des troubles du sommeil.

Concernant la tolérance, ce traitement peut entraîner une petite constipation. Cela peut être bénéfique chez les patients ayant une forme avec diarrhée prédominante ; pour les autres, on renforce parfois le traitement de la constipation. L'amitriptyline peut aussi induire d'autres effets indésirables, comme une somnolence ou, plus rarement, un état « vaseux » au réveil, parfois incompatible avec l'activité professionnelle. Des phénomènes d'hypotension orthostatique (lors du passage de la position couchée à débout) et une sécheresse oculaire sont également possibles.

Les antidépresseurs de classe thérapeutique plus récente, comme ceux de la catégorie des inhibiteurs de recapture de la sérotonine, sont également utilisés dans le SII. On peut citer la fluoxétine, le citalopram et la paroxétine, pour lesquels on dispose de données. Ils sont le plus souvent prescrits à des posologies plus proches de celles utilisées dans les dépressions.

La prégabaline

Ce traitement est utilisé dans les centres anti-douleur pour les douleurs neuropathiques (en rapport avec l'atteinte des nerfs) et pour l'épilepsie. Une étude anglaise a révélé qu'il a des résultats intéressants chez les patients ayant une hypersensibilité viscérale avec une modification du seuil de douleur. La prégabaline peut être prescrite en cas de douleurs résistantes aux autres traitements, y compris aux antidépresseurs, à des doses progressives (de 50 mg 3 fois par jour jusqu'à une posologie 200 mg 3 fois par jour). Des effets secondaires neurologiques comme des étourdissements et une somnolence ne sont pas rares.

Les antibiotiques

Comme chacun sait, les antibiotiques sont des molécules qui agissent spécifiquement contre les bactéries. Leur utilisation dans l'indication du SII se fonde sur le rôle des bactéries du tube digestif dans la survenue de certains symptômes, et notamment sur les travaux qui ont montré une pullulation de bactéries au niveau de l'intestin grêle chez certains patients avec SII (voir p. 134). A priori, et compte-tenu des mécanismes impliqués, ce traitement concerne des patients avec SII à prédominance de diarrhée ou avec une alternance de diarrhée et de constipation. Il n'est pas disponible en France dans l'indication du SII.

Pour obtenir une efficacité maximale et diminuer les effets secondaires, les antibiotiques idéaux seraient ceux qui ont une action essentiellement locale, dans la lumière du tube digestif – on parle d'antibiotiques non absorbés.

Des études qui ont inclus un grand nombre de patients avec SII sans constipation ont montré qu'après une cure de deux semaines d'un traitement par rifaximine (550 mg trois fois par jour), les patients présentaient une amélioration non seulement globale, mais aussi des ballonnements, des douleurs abdominales et du caractère liquide des selles. Cependant l'efficacité n'était que légèrement supérieure à celle du placebo. L'absence de sélection des patients sur le mécanisme de pullulation par un test respiratoire pourrait expliquer ces résultats décevants.

Par ailleurs, ce qui gène l'utilisation des antibiotiques est leur action transitoire sur la flore intestinale est transitoire : après 2 à 3 mois, le microbiote revient à peu près à son état d'origine (d'avant traitement). Un tel traitement nécessiterait donc des prises répétées, qui pourraient provoquer une sélection de bactéries résistantes aux antibiotiques. Ce qui présente le risque de rencontrer des difficultés à soigner une éventuelle infection.

Les probiotiques

L'utilisation des probiotiques se fonde sur le rôle du microbiote au cours du SII (voir p. 130). Cependant leur efficacité est variable suivant le type de bactéries, la souche, la quantité et le mode d'administration. Ces traitements ne sont pas remboursés, coûtent de 20 à 30 euros par mois, et ne sont, le plus souvent, malheureusement pas disponibles sous la forme pour laquelle une efficacité a parfois été démontrée.

Les probiotiques ne sont pas en théorie destinés à un type particulier de transit. Dans les études, certaines ont ciblé des patients avec constipation, d'autres des patients avec diarrhée, et certaines des patients avec ballonnements.

Probiotiques ou prébiotiques ?

« Probiotique » signifie littéralement « favorable à la vie ». Les probiotiques sont ainsi des micro-organismes (des organismes microscopiques composés d'une seule cellule) vivants, qui ont des effets bénéfiques sur la santé quand ils sont consommés en quantité suffisante. Il s'agit de bactéries, comme les lactobacilles ou les bifidobactéries, ou de levures. « Prébotique » veut dire « avant la vie ». Il ne s'agit pas de micro-organismes, mais de sucres (oligosaccharides ou polysaccharides) qui aident à la croissance de certaines bactéries du microbiote.

Que prenez-vous ?

De nombreux patients ont pris ou prennent des probiotiques. Dans l'enquête de l'APSSII, 38 % des patients en avaient pris dans le passé, et 28 % en prenaient au moment de l'enquête. Ils ont une image positive car ils sont assimilés à des produits naturels dans la presse. L'industrie agro-alimentaire, par les messages publicitaires, contribue aussi à l'engouement des patients.

Mais je suis toujours étonné de constater, quand je demande à mes nouveaux patients s'ils prennent ou ont pris des probiotiques, qu'ils ne savent pas ce qu'ils ingèrent. Je m'explique : si l'on dit « j'ai une voiture », cela ne suffit pas à se faire une idée de l'engin dans lequel vous roulez. Pour savoir précisément de quoi l'on parle, il faut le nom de la marque, le modèle, la cylindrée et même les options ! Il en est de même pour les probiotiques : l'efficacité (ou la non efficacité) d'une souche ne peut être extrapolée à une autre souche, même s'il elle appartient à la même famille de bactéries. Par ailleurs, des études ont montré que même pour une souche efficace, l'augmentation de la posologie ne signifie pas une augmentation de l'effet thérapeutique, et provoque parfois même le contraire. Ainsi dans une étude avec une des souches probablement les plus efficaces, l'augmentation de concentration des bactéries dans les gélules induisait la résistance de ces dernières au suc gastrique : elles ne libéraient plus leurs bactéries dans le tube digestif !

Pour les mêmes raisons, l'extrapolation n'est pas non plus possible si on change le mode d'administration des bactéries. Par exemple, des bactéries administrées dans des gélules et qui seraient ensuite vendues (même en quantités identiques) dans un lait, ou mélangées à d'autres souches dans un mélange de bactéries, n'auront pas forcément la même efficacité. Un grand principe pour moi est donc de ne conseiller éventuellement que des probiotiques qui ont une efficacité démontrée chez l'homme, et qui sont disponibles sous la même forme que celle avec laquelle ils ont été testés. Ce qui est finalement assez rare.

Mensonge par omission

Compte tenu d'une législation différente, beaucoup plus souple pour les probiotiques que pour les médicaments classiques, en raison de leur statut de complément alimentaire, les laboratoires vendant des probiotiques ne sont pas tenus de faire des études. On comprendra aisément que parmi les études qui sont publiées la plupart ont des résultats « positifs ».

Parfois même, certains laboratoires publient des résultats intéressants obtenus chez l'animal, mais se gardent bien de communiquer sur les résultats négatifs des mêmes études réalisées chez l'homme !

Un effet transitoire

Il faut aussi préciser que les probiotiques ne font que passer dans le tube digestif et ne sont pas capables, comme le disait Coluche pour les enzymes gloutons dans son sketch sur les lessives, de s'accrocher avec leurs petits bras musclés. S'il y a un éventuel effet bénéfique, il ne dure donc que le temps de la prise, et des études ont montré qu'à 24 ou 48 heures de l'arrêt de leur consommation, on ne pouvait plus les détecter dans les selles. Parmi les souches les plus convaincantes, on trouve :

- le Bifidobacterium infantis 35624 (utilisé quel que soit le transit) qui pourrait corriger des paramètres de l'inflammation ;
- le Bifidobacterium animalis, qui améliore un peu la constipation, la distension abdominale et la qualité de vie de patients constipés qui le prennent 2 fois par jour dans un yaourt. Dans une revue systématique avec méta-analyse publiée en 2014, il ressort qu'il faut traiter 7 patients avec des probiotiques pour qu'un seul en tire bénéfice.

Deux autres probiotiques semblent également intéressants : Lactobacillus plantarum DSM 9843 et Escherichia coli DSM 1752.

Les prébiotiques et les symbiotiques

Les prébiotiques, comme l'inuline ou les fructo-oligosaccharides, sont des sucres qui échappent à la digestion dans l'intestin grêle et arrivent donc dans le côlon, où ils sont utilisés par les bactéries coliques. Les prébiotiques peuvent modifier le microbiote en stimulant la croissance des souches bactériennes qui les consomment. Les symbiotiques sont la combinaison de probiotiques et de prébiotiques.

L'efficacité de ces deux traitements n'est pas clairement établie à ce jour, car on manque de données.

Les molécules interférant avec la sérotonine

Les antagonistes de la sérotonine, pour les SII avec diarrhée

Différents traitements ont été développés mimant ou bloquant les effets de la sérotonine, une molécule qui a un rôle dans la motricité digestive, les sécrétions et la sensibilité viscérale. Cela a été le cas d'une molécule capable de bloquer (on parle de molécule antagoniste) certains récepteurs de la sérotonine, l'alosétron. Celui-ci était utilisé dans les formes avec diarrhée prédominante, car il entraînait une constipation. Cependant, cette constipation était parfois très importante, et des cas de colite ischémique (c'est-à-dire un infarctus du côlon par mauvaise vascularisation) se sont produits chez quelques patients. Ces événements malheureux ont conduit à un retrait transitoire du marché de ce traitement aux États-Unis. Il est ressorti plus tard sous la pression des associations de patients américaines, mais avec un encadrement strict par les autorités de santé, qui exigent une formation du patient aux effets secondaires et une sorte de contrat entre le médecin et son patient. Ces nouvelles modalités ont beaucoup limité les prescriptions et de toute façon, ce traitement n'est pas disponible en Europe.

Il faut noter que nos amis Anglais – toujours très pragmatiques – ont récemment testé l'ondansétron, un traitement voisin qui est, lui, disponible en Europe pour prévenir les nausées et vomissements induits par les chimiothérapies. L'équipe du Pr Spiller a montré que ce traitement donne des résultats identiques à l'alosétron en termes d'efficacité, avec moins d'effet secondaires. Si ce traitement est utilisé chez vous, c'est en-dehors de son indication officielle, et sous la responsabilité et le contrôle de votre médecin. Il faudra qu'il ajuste la dose à votre transit (la dose moyenne d'1 gélule, ou 4 mg, est généralement suffisante).

Les agonistes de la sérotonine, pour les SII avec constipation

À l'inverse des deux molécules précédentes, le tégaserod active certains récepteurs de la sérotonine (il s'agit d'un « agoniste » de la sérotonine). Il était utilisé dans les formes avec constipation aux États-Unis, mais a été retiré du marché quelques années après son lancement. En effet, la compilation des études avec ce traitement a montré qu'il pouvait provoquer des accidents vasculaires de type infarctus du myocarde et des accidents vasculaires cérébraux, peut-être en raison d'une action non ciblée sur des récepteurs localisés dans les vaisseaux sanguins. Il n'a jamais été commercialisé en Europe.

Ce traitement diminue les efforts de poussées et peut parfois améliorer les ballonnements et les douleurs.

Un autre agoniste de la sérotonine, le prucalopride, a été récemment validé chez la femme seulement (faute d'un nombre d'hommes suffisant dans les études) comme traitement de la constipation sévère résistante au traitement par laxatifs. Toutefois, il n'a pas l'indication de traitement pour le SII-C. Il est disponible en France pour la constipation sévère, a obtenu un agrément, mais n'est pas remboursé par la Sécurité sociale, malgré la reconnaissance de son efficacité. Une amélioration franche est obtenue chez un tiers des patients en prenant une gélule par jour. Avec le traitement, ces patients vont à la selle environ 1 fois par semaine avant traitement, et réussissent ensuite à y aller plus de 3 fois par semaine, avec des selles jugées satisfaisantes. Ce traitement diminue aussi les efforts de poussées et, dans les études, peut aussi parfois améliorer les ballonnements et les douleurs. De plus, chez les patients répondeurs, l'efficacité persiste chez 70 % des patients au bout d'un an. Comme pour les autres traitements non reconnus pour le SII-C, vous pouvez en parler avec votre médecin, et c'est à lui de décider s'il est possible que vous l'essayiez.

Comme pour tous les médicaments sans remboursement, le prix est libre et peut fortement varier d'une pharmacie à l'autre : un prix « raisonnable » est de l'ordre 90 à 100 euros par mois de traitement, mais certaines pharmacies le vendent à plus de 200 euros ! Je ne peux que vous conseiller de comparer le tarifs entre plusieurs pharmacies avant de l'acheter. Un essai d'un mois est suffisant pour savoir s'il y a une efficacité. Les effets secondaires les plus fréquents avec ce traitement (en-dehors de la diarrhée) sont des maux de tête pendant les 24-48 premières heures, mais qui tendent ensuite à diminuer ou à disparaître.

Autres traitements possibles

Deux autres traitements sont validés pour le traitement du SII-C (le linaclotide et la lubiprostone) car ils ont aussi un effet global sur les symptômes, et notamment sur les douleurs. Ils agissent en augmentant les sécrétions digestives *via* une action sur les canaux « chlore » (ces canaux sont impliqués dans la mucoviscidose, où on observe une constipation par diminution des sécrétions digestives). Il ne sont pas disponibles pour l'instant en France, malgré un agrément européen pour le linaclotide (celui-ci n'est pas disponible faute de réseau de distribution). Vous pouvez toutefois le trouver dans des pays voisins (Suisse, Grande-Bretagne, Allemagne, Espagne…) avec une ordonnance de votre médecin le prescrivant en dénomination commune internationale. L'effet secondaire principal de ce traitement est la diarrhée, qui peut être très liquide et aqueuse (avec peu de matières). La lubiprostone, qui n'a pour l'instant pas d'agrément des autorités de santé en Europe, est disponible aux États-Unis.

La dénomination commune internationale

Si la marque d'un médicament dépend du laboratoire qui le produit et peut donc varier d'un pays à l'autre, la dénomination commune internationale est la même dans tous les pays. Ceci vous permet de trouver facilement votre traitement lorsque vous êtes à l'étranger, ou d'essayer des traitements non encore disponibles en France, pour peu que vous disposiez d'une ordonnance de votre médecin.

Changer le nom du SII pour une meilleure prise en charge ?

Le nom même de syndrome de l'intestin irritable et la classification utilisée (SII-D, SII-C, SII-A) sont actuellement remis en cause par certains grands spécialistes américains, comme le Pr Camillieri (Rochester). Pour lui, cette classification comme le nom de votre maladie, censés aider les médecins à la reconnaître, à poser le diagnostic et donc à prendre en charge les patients en l'absence de test diagnostique pourraient avoir des effets inverses, car ils regroupent tous les patients dans une seule entité.

Or, les différents patients n'ont pas forcément les mêmes mécanismes à l'œuvre. Pour le Pr Camillieri, le nom et la classification communs ne favorisent pas une prise en charge personnalisée. Ils pourraient même avoir un effet indirect négatif sur la recherche pour trouver des traitements efficaces, qui est plus difficile sur un groupe hétérogène de patients.

Le fait de mettre tous les patients « dans le même sac » pourrait aussi majorer la difficulté à prouver l'efficacité de certains traitements devant les autorités de santé.

En effet, pour avoir une autorisation de prescription pour le SII, il faut montrer que le médicament a un effet de soulagement « global » des symptômes, ce qui est rare et difficile à obtenir dans un groupe hétérogène.

Autre conséquence de cet état de fait : il rend la recherche plus chère. Par exemple, le SII-C et la constipation étant considérés comme deux phénomènes séparés à cause de cette classification, les études pour un nouveau traitement contre la constipation doivent être réalisées une seconde fois dans le cadre du SII – et ce, même si un traitement actif sur la constipation qui peut aussi soulager (même en partie) le SII a peu de chance au final d'être validé pour le SII.

Ceci coûte très cher, et est répercuté dans le prix des nouveaux médicaments, qui peuvent coûter plus de 100 euros par mois, et ne seront probablement pas remboursés par les autorités de santé.

L'activité physique

Il existe peu de données sur l'influence de l'activité physique sur le SII. Une étude suédoise réalisée en 2011 a toutefois montré que la pratique d'une activité physique encadrée par un physiothérapeute, comparée à la poursuite de l'activité habituelle des sujets, pouvait diminuer la sévérité de la maladie. Des données de suivi, obtenues chez une partie des patients de cette étude, révèlent que l'effet positif se maintient à 5 ans, avec un effet positif sur la qualité de vie et sur l'anxiété-dépression.

Alors n'ayez pas peur de faire ou refaire du sport, sans forcément démarrer par un marathon !

Les traitements manquant encore à ce jour...

On ne dispose à ce jour d'aucun traitement efficace pour corriger l'augmentation excéssive de la perméabilité intestinale. Cela pourrait pourtant être utile de disposer d'un médicament de ce type, à la condition de vérifier au préalable que le mécanisme est bien présent chez le patient qu'on souhaite traiter.

On ne dispose pas non plus de traitement efficace pour lutter contre la micro-inflammation représentée par l'accumulation de mastocytes près des terminaisons nerveuses. En effet, les corticoïdes et les dérivés des 5-ASA qui sont utilisés dans les maladies inflammatoires n'ont pas montré d'efficacité dans les études qui ont été réalisées à ce jour en Italie et en Angleterre. Dans une étude très préliminaire, le cromoglycate de sodium, un traitement bloquant la libération de médiateurs par des mastocytes « excités » (actuellement utilisé dans les allergies) a montré des résultats intéressants.

En conséquence, aujourd'hui, le traitement des formes post-infectieuses ne se distingue pas de celui des formes classiques. Or, il est possible qu'une prise en charge visant à limiter immédiatement l'inflammation après une infection aiguë puisse modifier le déroulement des événements, avant même le stade du diagnostic de SII.

Mais cela n'a jamais été démontré chez l'homme et, de plus, nécessiterait la prise en charge de patients qui souvent ne consultent pas après une infection digestive aiguë, et ne savent pas qu'ils risquent de développer un SII.

Des traitements d'avenir ?

La greffe fécale

Comme vous l'avez sûrement remarqué, certains traitements stimulent l'imagination et font le buzz sur Internet ou dans la presse magazine. On peut aussi trouver sur YouTube des vidéos qui expliquent la recette pas à pas pour réaliser ce traitement « à la maison » avec du matériel de cuisine (pour les voir, tapez les mots suivants : « fecal microbiota transplantation »). Je vois aussi régulièrement en consultation des patients qui m'en parlent, pour avoir des informations et aussi, parfois, pour me réclamer ce traitement ! La greffe fécale m'intéresse aussi, et j'ai moi-même déposé un projet pour étudier les mécanismes mis en jeu par celle-ci au cours du SII, mais comme trop souvent, nous n'avons pas été financés. Alors, je vais vous donner des informations détaillées sur ce traitement, mais peut-être aussi décevoir quelques espoirs…

Tout d'abord, pour être précis, on devrait parler de « transplantation de microbiote fécal », ce qui correspond à l'administration de selles (contenant le microbiote complet) d'un individu sain pour promouvoir la « côlonisation » du receveur avec une flore à effet bénéfique.

Une recette ancienne…

Dans ce livre qui n'est pas toujours très drôle, voici un passage qui vous fera peut-être sourire. Je vais vous livrer certains faits historiques que vous pourrez toujours recaser dans les dîners pour détendre l'atmosphère, pour autant que les propos « scatologiques » y soit bien reçus.

La « greffe fécale » est en fait une vieille recette chinoise, déjà utilisée au IVe siècle par Ge Hong (283-343), qui était alchimiste. Il administrait par la bouche une suspension fécale humaine à des patients atteints d'intoxication alimentaire ou de diarrhée sévère (beurk !). Son traitement a ensuite été repris au XVIe siècle par un médecin chinois, Li Shizhen (1518-1586), qui lui a donné un nom plus poétique, « la soupe jaune ». Il utilisait différents produits des selles pour le traitement de la diarrhée, de fièvre et de douleurs, mais aussi de constipation et de vomissements. Au XVIIe siècle apparut en médecine vétérinaire le concept de « transfaunation », qui est encore d'actualité et utilise la flore de la panse (ou rumen) d'une vache saine pour l'administrer à une autre vache malade.

Au XXe siècle, on découvre que les Bédouins consomment les selles fraîches de leurs chameaux pour soigner la dysenterie. Pendant la Seconde Guerre mondiale les médecins allemands de l'Afrika Korps reprennent la méthode des Bédouins pour traiter les soldats qui souffraient de diarrhée. Finalement, en 1958, le Dr Eiseman (Denver, États-Unis) décrit dans une publication l'utilisation de lavements réalisés avec des selles pour traiter un patient souffrant de colite à *Clostridium difficile*. Cette colite est induite par la prise d'antibiotiques qui créent un déséquilibre de la flore intestinale et fait émerger une bactérie pathogène, le *Clostridium difficile*, qui peut causer une diarrhée parfois grave, voire mortelle, chez des patients fragilisés, et qui a tendance à rechuter.

Cette colite est, à ce jour, la seule véritable indication validée de la transplantation fécale de microbiote, qui est utilisée dans différents pays et en France pour traiter des malades. Elle a, dans cette indication, une efficacité de 80 à 90 %. Dans toutes les autres maladies, ce traitement ne devrait être utilisé que dans le cadre de la recherche. Cependant, différentes autres maladies sont des indications potentielles en fonction du rôle démontré du microbiote dans leurs mécanismes. Des études sont actuellement en cours ou envisagées pour les maladies inflammatoires intestinales (Crohn et rectocolite hémorragique), pour éliminer chez des patients des bactéries multirésistantes aux antibiotiques, pour certaines maladies neurologiques (maladie de parkinson, sclérose en plaque), pour le diabète, pour l'obésité, ou encore pour des maladies hématologiques comme le purpura idiopathique thrombocytopénique (chute des plaquettes sans cause retrouvée). Des patients avec un syndrome de fatigue chronique, qui peut être associé au SII, ont aussi été traités par la greffe fécale.

L'utilisation de matières fécales à titre de traitement est très encadrée par les autorités, avec des différences selon les pays. En France, l'Agence nationale de sécurité du médicament (ANSM), bien que le code de la Santé publique ne prévoie pas de statut pour le microbiote fécal, considère qu'il s'agit d'un « médicament » dès lors qu'il est utilisé à des fins curatives. Il en est de même aux États-Unis. En-dehors des infections à *Clostridium difficile*, l'ANSM envisage, parmi la liste de ses cibles potentielles, les troubles fonctionnels intestinaux. Elle précise aussi qu' « en l'absence d'un rapport bénéfice/risque clairement établi, cette approche doit être réservée aux situations graves ou rares, en échec de traitement conventionnel et en l'absence d'alternative thérapeutique disponible et appropriée ». Comme vous le savez, cette catégorie de patients existe au cours du SII, où les traitements peuvent globalement être considérés d'efficacité modéré, et les cas d'échec de traitement nombreux, avec des patients parfois « résistants » à tous les traitements.

Méthodes de greffe fécale et contraintes techniques et réglementaires

Dans les études publiées, la greffe fécale est le plus souvent réalisée au moyen de selles « fraîches », c'est-à-dire administrées dans les 6 heures suivant leur émission. Environ 50 à 100 g de selles sont homogénéisées et filtrées, puis mises en suspension dans du sérum physiologique. Environ 300 millilitres de la solution reconstituée sont ensuite administrés par voie basse (par lavement ou lors d'une coloscopie, qui délivre les selles au niveau de l'iléon ou du côlon droit) ou par une sonde naso-gastrique (qui passe par le nez et va dans l'estomac).

Les autorités de santé exigent actuellement une sécurisation du processus complet depuis la sélection du donneur (questionnaires, tests sanguins et analyses bactériologiques, virales et parasitaires des selles) jusqu'à la conservation des selles et le suivi des patients transplantés. La grande prudence des autorités de santé s'explique par la possibilité de transmission d'agents infectieux, et par l'impact potentiel d'une modification du microbiote sur d'autres systèmes de régulation où il pourrait jouer un rôle central (diabète, syndrome métabolique, obésité).

La transplantation utilisant des selles congelées (congelées fraîches puis stockées, avant d'être lentement décongelées pour utilisation), si elle s'avère être efficace sans entraîner la perte de fonctions biologiques essentielles, pourrait contribuer à la sécurisation du processus en permettant de tester la selle du donneur avant qu'elle ne soit transplantée. Ceci n'est pas possible en cas de transplantation de selles fraîches, en raison des délais trop courts pour avoir les résultats des tests (– bien sûr, on effectue des tests sur une selle quand on sélectionne le donneur, mais ce n'est pas celle qui sera administrée.

Pour la colite à *Clostridium difficile*, les premières études montrent que l'utilisation de selles préalablement congelées est possible. Dans une étude, cette greffe était réalisée en avalant 30 gélules contenant chacune 1,6 g de selles congelées. J'entends déjà Jean-Pierre Coffe pousser son célèbre coup de gueule, « Arrêtons de manger de la m... ! ». Pourtant cela ne semble pas avoir posé de problème psychologique aux patients, dont certains ont déclaré que c'était comme avaler « des petits cubes de glace »...

Concernant le choix délicat du donneur, pour la colite à *Clostridium difficile*, il fait le plus souvent partie de l'entourage. Pour les autres indications, on fera appel à des donneurs « bénévoles » ou « rétribués » pour leur don. Des banques de selles sont en cours de constitution dans certains pays.

Le coût global de la transplantation fécale n'est pour l'instant pas pris en compte, mais l'intégralité des examens nécessaires à l'analyse des échantillons biologiques (sang et selles) revient déjà environ à 2 000 euros.

Complication possible et surveillance après greffe fécale

Différentes complications peuvent être liées au mode d'administration des selles transplantées. En cas d'utilisation d'une sonde naso-gastrique, un risque d'inhalation (passage du contenu de l'estomac dans les voies respiratoires et les poumons) est possible. En cas de coloscopie, des complications de l'anesthésie ou une perforation du côlon font partie des risques. Des infections sont également théoriquement possibles, avec des germes connus présents dans les selles transplantées et non détectées par les tests réalisés dans la phase de sélection du donneur, ou avec des germes encore inconnus. Un risque théorique de maladie chronique autre existe aussi en fonction des éventuelles affections du donneur, conduisant à écarter tous ceux qui ont une maladie chronique.

Une traçabilité doit être organisée. Elle est de la responsabilité de ceux qui ont fait la greffe, et notamment des services de pharmacie (puisque les selles sont considérées comme un médicament). Le receveur doit être surveillé pendant plusieurs années, mais également le donneur, et un registre devrait être tenu. En France, un tel registre se met en place à l'initiative du Groupe français de transplantation fécale, dirigé par le Dr Harry Sokol (Hôpital Saint-Antoine, Paris).

Intérêt de la greffe fécale pour le SII

L'intérêt théorique existe du fait du rôle connu du microbiote au cours du SII (voir p. 130). Les aggravations ou les améliorations des symptômes après traitement antibiotique, l'existence d'une pullulation de bactéries au niveau de l'intestin grêle et les anomalies du microbiote décrites chez certains patients plaident en sa faveur. Le microbiote peut aussi être impliqué dans d'autres mécanismes « périphériques » du SII (trouble de la motricité, modifications du métabolisme des acides biliaires, micro-inflammation, altération de la perméabilité intestinale) ou centraux (activations cérébrales, stress, anxiété, dépression). Enfin, parmi les traitements du SII, on dispose déjà de traitements ayant un impact sur le microbiote, comme les probiotiques, la rifaximine, ou même les effets d'un régime alimentaire pauvre en Fodmaps.

Données existantes pour le SII et état des études en cours

Pour le SII, on ne dispose que d'études non contrôlées (sans groupe comparateur) : une étude australienne de 1989 faisant état de greffes fécales réalisées chez des patients avec SII ou avec maladies inflammatoire (55 patients au total), une étude américaine de 2013 réalisée chez 13 patients (type de transit varié), et une étude belge réalisée chez 12 patients avec ballonnements. Ces études suggèrent une possible efficacité clinique mais, compte tenu de l'importance de l'effet placebo, elles doivent être confirmées par des études randomisées contre un placebo, qui serait, idéalement, la greffe de ses propres selles.

Plusieurs études de ce type sont en cours, notamment en Europe (une suédoise, une norvégienne et une belge) .

Certaines questions restent non résolues à ce jour concernant la greffe fécale, notamment au cours du SII. Chez quel pourcentage de patients le microbiote du donneur s'implantera-t-il après la greffe fécale ? Quelle sera la durée de cette implantation ? Quelles seront les modifications induites par la greffe sur les mécanismes en cause dans la maladie ?

Il est probable que l'implantation ne soit pas définitive (on pense qu'elle pourrait durer environ 6 mois) et que, même en cas de succès, il soit nécessaire de la renouveler. D'autres interrogations concernent l'efficacité potentielle de la greffe et la sélection des patients : quid, par exemple, des patients avec SII qui présentent un profil de flore (entérotype) identique à ceux de sujets sains (cela représente probablement un tiers des patients) ?

Certains développements de la transplantation fécale de microbiote sont également envisagés, comme le développement de « selles synthétiques » qui seraient produites en laboratoire et qui contiendraient un nombre limité d'espèces bactériennes, suffisantes pour transférer les fonctions voulues. Des essais avec ce type de selles contenant seulement une douzaine de souches ont déjà été réalisés.

Un traitement original ciblant le cerveau : la stimulation magnétique transcrânienne

Il s'agit d'un traitement à l'étude au cours du SII, mais qui a déjà montré son efficacité dans la dépression et dans la fibromyalgie. Il s'agit d'administrer des stimulations magnétiques au niveau de certaines aires motrices du cortex cérébral. Cela se fait fait de manière répétée pendant plusieurs jours au début du traitement, puis de manière plus espacée dans le temps pour en entretenir les effets. Les premiers résultats de cette technique pour le SII, dont une étude réalisée par une équipe de Rouen et une autre conduite à Manchester, semblent encourageants, notamment chez les patients qui présentent une hypersensibilité viscérale.

Les traitements passés ou actuels du SII

Type de traitement	Passé ou actuel	Actuel
Anti-spasmodiques	46,4 %	38,7 %
Laxatifs	25,2 %	17,5 %
Probiotiques	38,3 %	28,1 %
Antidépresseurs	24,8 %	17,0 %
Homéopathie	33,8 %	13,4 %
Ostéopathie	33,8 %	13,4 %
Hypnose	14,9 %	1,8 %
Relaxation	30,6 %	7,8 %
Acupuncture	24,8 %	9,6 %
Régime	46 %	–

Enquête de l'APSSII, Sabate et al. JFHOD 2014.

Septième partie

Les approches complé-mentaires

Hypnose, acupuncture, relaxation, ostéopathie, phytothérapie, méditation en pleine conscience… Un certain nombre de médecines « douces » dites « complémentaires », ou « alternatives », car elles ne font pas partie de l'arsenal de la médecine conventionnelle, sont souvent essayées, seules ou en association avec d'autres traitements, par les patients insatisfaits de leur prise en charge. Elles ne nécessitent pas de prescription médicale, et certaines pourront peut-être vous procurer un soulagement bienvenu.

Les médecines alternatives

Les médecines douces, complémentaires ou alternatives offrent tout un éventail d'approches dont certaines peuvent améliorer les symptômes du SII, en particulier si vous n'êtes pas satisfait par la prise en charge médicamenteuse conventionnelle. Cependant, seuls quelques-uns de ces traitements ont fait la preuve d'une certaine efficacité. Leur coût est variable suivant les professionnels pour une même technique, et elles sont souvent consommatrices de temps. Certaines ne sont pas disponibles dans toutes les villes.

L'hypnose

Dans l'enquête réalisée par l'APSSII, 15 % des patients ont eu recours à l'hypnose. Celle-ci utilise un état de conscience particulier (un « état modifié de la conscience ») qui augmente la réceptivité à la suggestion pour faciliter les changements thérapeutiques, psychologiques comme physiologiques. Il faut tout de suite préciser que l'hypnose médicale n'a rien de commun avec l'hypnose de cabaret : elle est beaucoup moins spectaculaire ! Il n'est pas question non plus d'aller fouiller votre subconscient en profitant de cet état, ou d'induire de faux souvenirs.

Dès les années 1980, l'efficacité de l'hypnose sur les symptômes du SII a été démontrée par l'équipe de Manchester du Pr Whorwell. Elle soulage notamment les douleurs abdominales, les troubles du transit et la distension abdominale, et augmente le bien-être général. Elle est aussi l'un des rares traitements à pouvoir modifier les sensations viscérales.

Plusieurs séances – 6 à 12 en moyenne – sont nécessaires pour ressentir une amélioration. En outre, l'hypnothérapeute doit vous apprendre à pratiquer l'auto-hypnose, pour que vous puissiez prolonger au long cours les bénéfices obtenus. L'efficacité de l'hypnose peut ainsi perdurer pendant plusieurs années après l'arrêt des séances avec l'hypnothérapeute. Dans notre centre, nous réalisons 6 séances d'1 heure à 1 semaine d'intervalle. Des études récentes montrent que l'hypnose modifie les activations cérébrales en réponse à une stimulation douloureuse. Elle peut aussi avoir une action sur le système nerveux autonome et corriger vos pensées négatives sur votre état. Les résultats de l'hypnose ne sont pas influencés par le fait d'y croire ou non. De plus, le traitement peut être mis en œuvre par des médecins ou des infirmiers, sans que cela en affecte l'efficacité. Des études ont aussi montré qu'on pouvait aussi bien la pratiquer à titre individuel que sous la forme de séances collectives, ce qui peut en diminuer le coût.

L'hypnose est l'un des traitements les plus efficaces disponibles pour le SII

Les centres de référence pratiquant l'hypnose ont une longue liste d'attente, si bien que cette pratique est réservée aux patients qui présentent des symptômes particulièrement sévères et résistants aux traitements plus « classiques ».

Ce traitement est un des plus efficaces disponibles pour le SII, car même chez des patients sévères chez lesquels tous les traitements médicamenteux classiques ont échoué, on observe malgré tout 50 à 60 % de réponse. De plus, toutes les formes de SII peuvent être améliorées, ainsi que la dyspepsie.

Quelques patients toutefois (moins de 10 %) résistent à l'hypnose. Si c'est votre cas, votre praticien s'en apercevra en général dès la première ou la deuxième séance. Il ne sert à rien de poursuivre dans ce cas. Il n'existe pas de facteurs prédictifs d'une bonne réponse à l'hypnose pour sélectionner uniquement des patients qui seraient répondeurs.

Le coût d'une séance d'hypnose peut varier du prix standard d'une consultation, quand elle est pratiquée dans les centres antidouleur, à 150 euros par séance pour les plus tarifs les plus élevés. Le tarif moyen par séance est 60 à 80 euros en Île-de-France.

TÉMOIGNAGE

Madame Raouhda B., traitée par hypnose

Après m'avoir prescrit, sans succès, tant d'antalgiques et d'examens, mon médecin m'a proposé d'essayer l'hypnose. Après de longs mois d'attente, j'ai enfin obtenu un rendez-vous. La première séance a été une prise de contact au cours de laquelle j'ai parlé de mes douleurs. L'entretien s'est très bien passé, et nous avons pris date pour 4 séances, à raison d'une fois par semaine.
En sortant du rendez-vous, je croyais que ça allait être comme avec une psychologue, que j'allais devoir parler pendant toute la séance. Je me suis demandé ce qu'elle allait pouvoir me faire dire ? De quelle

partie de mon corps allais-je parler ?
Le deuxième rendez-vous est arrivé : la séance a duré une demi- heure. L'hypnothérapeute m'a demandé de m'allonger, de fermer les yeux, de m'évader. J'ai été surprise, car je n'ai rien dit de toute la séance !
Je devais me concentrer sur les différentes parties de mon corps et m'évader dans des souvenirs positifs vécus, ou imaginé. À la fin de la séance, mon hypnothérapeute m'a demandé de reproduire chez moi ce que j'avais fait pendant la séance.
Mais en rentrant chez moi j'en ai été incapable, c'était le vide total. Sa voix m'a manqué, et j'avais oublié ce que je devais faire. En fermant les yeux, soit je m'évadais dans mes pensées sans me détendre, soit je m'endormais de fatigue !
Je me suis rendu à la troisième séance sans aucune amélioration, sans même comprendre ce que je devais faire. On a refait le même exercice mais cette fois, j'étais plus concentrée. J'ai apprécié la demi-heure. J'ai réussi à me détendre.
À nouveau, je devais refaire l'exercice en rentrant chez moi. Et pour remplacer sa voix, l'hypnothérapeute m'avait proposé de mettre un fond de musique (un bruit de la nature : eau, oiseaux...).
J'ai alors pu refaire l'exercice en m'améliorant.
En fait, tout s'appuie sur le fait de trouver une respiration de plus en plus calme et régulière. Ensuite il faut sentir les points d'appui de son corps du haut vers le bas, et enfin se concentrer sur son ventre. Je devais en sentir tous les organes, à commencer par l'estomac. Et là, curieusement, la perception de mon

ventre s'est modifiée : il n'était plus aussi volumineux, je l'ai senti se dégonfler. Mes organes reposaient comme dans le fond d'une cuvette, comme si mon ventre touchait mon dos.
Dans un deuxième temps, je devais demander à mon subconscient d'aller chercher de belles images d'un voyage ou de l'enfance, et de les revivre pendant quelque fractions de secondes, puis je devais revenir dans la salle tranquillement jusqu'à ouvrir les yeux.
Et là, un miracle s'est produit. Je me suis rendu compte que je commençais à sortir mon cou de mes épaules, à me détendre de plus en plus.
Et ce qui me fait plaisir, c'est que je peux y penser à tout moment de la journée, même en voiture, et pas uniquement en séance.
Aujourd'hui j'arrive à me détendre, alors qu'avant je n'y parvenais jamais, même chez ma kinésithérapeute, et c'est un grand pas pour moi. Je ne suis plus crispée 24 h sur 24. J'ai ressenti de plus en plus cette amélioration lors des séances suivantes.
Aujourd'hui mes séances sont terminées, je dois continuer seule et j'y crois.

L'acupuncture

Selon les principes de la médecine chinoise, le corps est parcouru de « méridiens », des canaux énergétiques par lesquel circule l'énergie vitale. Le fait de placer des aiguilles d'acupuncture sur des points particuliers permet d'éliminer les obstacles et de rétablir la circulation normale de l'énergie. Il existe 360 points d'acupuncture.

Dans l'enquête de l'APSSII, un quart des patients ont essayé l'acupuncture. Celle-ci agirait notamment sur la sérotonine, impliquée dans les mécanismes du SII, et sur les endorphines (ou opioïdes endogènes), qui réduisent la douleur et contribuent au bien-être. Elle peut être réalisée de manière traditionnelle, avec des aiguilles simples, ou électrique (électroacupuncture), et avec ou sans moxibustion (qui consiste à stimuler par la chaleur les points d'acupuncture).

Les résultats des études testant l'efficacité de l'acupuncture sont souvent discordants selon le lieu de réalisation (Asie ou Europe). Les protocoles de réalisation ne sont pas fixes : de 2 à 40 sessions, avec un nombre de points de stimulation variable (de 3 à 9) et sur différents sites (corps, oreille). En outre, la durée des études n'est pas non plus la même : de 3 semaines à des périodes beaucoup plus longues. Globalement, ces études sont souvent de qualité médiocre selon les critères de validation scientifique occidentaux. Elles ne permettent donc pas de conclure à une efficacité réelle. Selon une compilation de 17 études randomisées (avec au total plus de 1800 patients), son efficacité dans le SII relèverait plutôt d'un effet placebo.

La relaxation

Il existe différentes techniques de relaxation, dont le principe est la diminution de l'état de stress. Celui-ci étant un facteur aggravant des symptômes, la relaxation, pour peu qu'elle soit pratiquée de façon régulière, peut donc vous procurer un certain soulagement.

Les interventions psychologiques

On regroupe sous ce terme différents types de traitements, allant du simple soutien psychologique aux thérapies comportementales ou cognitivo-comportementales. Ces techniques ne sont pas disponibles partout, et nécessitent un investissement personnel important de la part du patient.

Les thérapies cognitivo-comportementales

Leur but est d'aider le patient à mettre en place de meilleures stratégies d'adaptation à la maladie. Il peut en effet exister un cercle vicieux lié aux symptômes. Ces derniers entraînent de l'anxiété : la peur de les voir réapparaître peut mettre le patient dans un état d'hypervigilance qui amplifie ses ressentis, voire déclenche ses symptômes, lesquels vont à leur tour aggraver l'anxiété, etc. Les thérapies cognitivo-comportementales visent à briser ce cercle vicieux. Elles peuvent être réalisées en séances individuelles ou en groupe, à raison de 6 à 12 séances en général.

Une trentaine d'études randomisées contrôlées ont été réalisées. Leur efficacité a été mesurée en comparant quatre groupes de patients : un groupe traité par thérapie cognito-comportementale, un groupe en attente de ce traitement, un groupe suivant un traitement standard et un groupe avec un protocole d'éducation thérapeutique (voir p. 251). La quasi-totalité (90 %) de ces études ont montré une supériorité de la thérapie cognitivo-comportementale sur les autres traitements, avec une amélioration de 67 % du score des symptômes. En outre, l'effet semble maintenu plusieurs mois après la fin du traitement (de 8 mois à 2 ans selon les études). Malheureusement, il n'est pas facile de trouver un thérapeute en France pour la réaliser. De plus, ce traitement coûte cher.

La méditation en pleine conscience (Mindfulness Training)

La méditation en pleine conscience est une technique de méditation qui a pour but de prendre conscience de l'instant présent, de se concentrer sur ses perceptions, d'interrompre le mouvement permanent de nos pensées pour se focaliser sur ses sensations internes.

Dans les études, elle est réalisée sous la forme de séances de 2 h en groupe une fois par semaine pendant 8 semaines ; les participants la pratiquent aussi chez eux. Elle est adaptée au SII : le thérapeute demande par exemple aux patients de se concentrer sur leurs sensations digestives en les distinguant des pensées associées à ces sensations. Ceci a pour objet de développer des mécanismes d'analyse des sensations plutôt que des émotions, car ces dernière renforcent les mécanismes de la douleur.

La méditation en pleine conscience modifierait les activations cérébrales (émotion, perception des sensations corporelles), avec un effet bénéfique sur la qualité de vie. Mais en France pour l'instant, il existe peu de données sur l'efficacité de ce type de prise en charge pour le SII.

Les cures thermales

Certains patients souffrant du SII ont recours à des cures thermales pour le traitement de leurs symptômes. Leur principe est d'utiliser les effets liés aux particularités géologiques des eaux, vapeurs, boues ou gaz thermaux utilisés. Ces produits naturels ont une composition et des modes d'administration variables. Il s'y associe en général un environnement favorable de détente, en rupture avec le quotidien.

Ces cures peuvent être aussi l'occasion de séances d'éducation thérapeutique sur le SII.

En France, Plombière et Châtel Guyon sont spécialisées dans la prise en charge des patients avec SII. Bien qu'appréciée par certains patients qui y retournent d'année en année, cette prise en charge n'a toutefois pas démontré son efficacité par des études de bonne qualité et indépendantes.

L'ostéopathie

Au sens littéral , cette technique se base sur « l'utilisation de l'os pour soigner ». Cette technique se fonde sur la restauration de la mobilité des structures de l'organisme (os, ligaments, muscles, articulations), de façon à ce que celui-ci guérisse « tout seul » les fonctions qui étaient perturbées à cause des tensions, des déséquilibres, des blocages à un endroit ou un autre du corps. Elle propose donc des manipulations du système musculo-squelettique comme traitement des troubles fonctionnels.

Dans la méthode de l'ostéopathie, le praticien commence par une étape « diagnostique », qui est palpatoire et étudie les mouvements des articulations et la souplesse des tissus. Cette étape cherche à faire le lien entre les symptômes décrits et d'éventuelles restrictions de mobilité. L'étape thérapeutique vise quant à elle à corriger les restrictions de mobilité par la mobilisation du corps et une manipulation à l'aide des mains. La prise en charge intègre, de manière plus globale, l'état nutritionnel, l'hygiène de vie, ainsi que la gestion du stress et des émotions.

L'ostéopathie pourrait avoir un effet sur le tonus du système nerveux sympathique (l'une des facettes du système nerveux autonome, non volontaire, qui contrôle les fonctions vitales) et le flux de la lymphe. Cinq essais randomisés contrôlés (avec tirage au sort du traitement et un groupe témoin servant de comparateur), ont été réalisés, chacun incluant un faible nombre de patients. Les résultats de ces études sont contradictoires ; ils ne permettent pas de recommander ce type de traitement, qui semble cependant avoir un effet à court terme (7 jours), mais pas forcement durable entre deux séances espacées de 28 jours. L'analyse de l'efficacité éventuelle de l'ostéopathie est aussi rendue complexe par l'absence de standardisation de la technique (il existe différents types d'ostéopathie). De plus, il est difficile d'avoir un groupe témoin, sur lequel on effectuerait une « fausse ostéopathie » : les patients ne sont pas forcément « naïfs » quant à savoir s'ils reçoivent ou non une véritable séance d'ostéopathie.

La phytothérapie

La phytothérapie est un traitement à base de plantes. La formule STW5 (une combinaison d'extraits de 9 plantes médicinales, parmi lesquelles l'ibéris amer, la camomille, le carvi ou le chardon-marie), ainsi que certaines herbes chinoises ont montré des résultats intéressants dans quelques études. Cependant ces études scientifiques sont souvent de qualité médiocre, et elles ne permettent pas de recommander, ou non, la phytothérapie. Si vous vous tournez vers cette approche, consultez un médecin spécialisé en phytothérapie. Ne pratiquez pas l'automédication : l'utilisation non contrôlée de certaines plantes peut être toxique, ou interférer avec les autres traitements que vous prenez.

L'homéopathie

L'homéopathie consiste à administrer des substances produisant les mêmes symptômes que la maladie à traiter, mais à des doses infinitésimales. Il s'agit d'une approche globale : lors de votre première consultation, le médecin homéopathe essaiera de faire le tour de votre état de santé, de vos symptômes (même ceux qui ne concernent pas le SII), et de cerner votre personnalité. En fonction de tout cela, vous ne recevrez pas forcément le même traitement qu'une autre personne touchée par le SII. Deux études avec *Asafoetida* semblent encourageantes dans le SII à constipation prédominante. Cependant le suivi était très court, et ces données sont insuffisantes pour conclure à l'éventuel intérêt de l'homéopathie dans votre maladie.

La réflexologie

Selon le principe de la réflexologie, le pied représente l'ensemble de l'organisme : on peut y délimiter un certain nombre de zones, qui correspondent chacune à une région du corps. Ainsi, en pressant des points réflexes sur le pied, le praticien cherche à débloquer les tensions et à rétablir l'équilibre entre les différentes parties du corps. Il s'agit, comme dans l'ostéopathie, de mobiliser les capacités d'autoguérison que recèle le corps humain.

Une étude randomisée en simple aveugle a été réalisée chez 34 patients avec SII réfractaire, à raison de 6 séances de 30 minutes. Les participants étaient séparés en deux groupes, de façon à comparer l'efficacité de pressions exercées sur les points clefs de réflexologie à un massage du pied effectué sans pression spécifique. Les patients ignoraient dans quel groupe ils se trouvaient. Les symptômes dans les deux groupes ont été comparés avant le début des séances, immédiatement après, et 3 mois après le traitement. Cette étude n'a pas montré de bénéfice de la réflexologie sur les douleurs, les sensations de ballonnements et les troubles du transit du SII.

huitième partie

Améliorer la prise en charge

Comme nous l'avons vu le SII, bien que n'étant pas une pathologie grave, peut sérieusement altérer la qualité de vie, dans des proportions parfois équivalentes à d'autres maladies chroniques comme le diabète, la dépression et l'insuffisance rénale au stade de dialyse. L'efficacité des traitements est aussi considérée comme « modérée », et la relation patient-médecin souvent jugée médiocre. Outre un travail des médecins nécessaire pour mieux comprendre votre maladie, vous ne pourrez que tirer avantage de chercher à améliorer vos connaissances sur le SII, voire de vous inscrire dans une association de patients.

La relation patient-médecin et les attentes des patients

Vos attentes en tant que patient sont finalement assez peu connues, car peu d'études s'y sont intéressées de façon spécifique. Nous allons détailler ici les résultats de quelques études pour mieux comprendre ce que vous, et les autres patients concernés par la même maladie, attendez de la relation avec votre médecin et pourquoi, souvent, vous jugez cette relation médiocre.

Une relation trop souvent insatisfaisante pour les patients

Études internationales : pas assez d'informations, pas assez d'empathie

Dans une étude américaine publiée en 2010, les attentes des patients vis-à-vis du système de santé ont été confrontées à leur expérience réelle. Un questionnaire portant sur l'éducation des patients, développé avec des groupes de discussion, a été soumis à un échantillon national de plus de 1200 patients. Parmi ces derniers figuraient, 85 % de femmes, âgées en moyenne de 40 ans, avec une durée d'évolution de 7 ans et un niveau d'éducation moyen. 83 % des patients ayant répondu au questionnaire avaient vu un médecin pour le SII dans le passé, et 93 % avaient également utilisé Internet pour rechercher des informations. Cette étude montre que les patients souhaitaient :

- recevoir une information complète (96 % des personnes interrogées), avoir accès à des sources d'informations complémentaires (96 %) et obtenir des réponses à leurs questions (96 %), incluant des informations sur les études en cours et les médicaments ;
- que leur médecin soit à leur écoute ;
- qu'il leur offre soutien et espoir (82 %).

Quand ces attentes étaient confrontées à la réalité de ce qu'ils avaient vécu, seulement un tiers d'entre eux s'estimait complètement informé, 2/3 estimaient qu'on répondait à leurs questions ; et 1 patient sur 2 seulement estimait qu'on lui fournissait des informations sur les études et les médicaments. Cette étude concluait donc qu'il fallait améliorer la relation médecin/patient.

La même équipe américaine s'est intéressée au rôle central de cette relation dans une étude en ligne où les patients étaient invités à écrire sur leur maladie, à raison de 30 minutes par jour pendant 4 jours consécutifs. Il devaient notamment répondre à la question : « quelle est, selon vous, la chose la plus importante que pourrait faire votre professionnel de santé pour améliorer sa relation avec vous ? »

> J'ai besoin de plus d'empathie et d'écoute de la part de mon médecin

Les écrits des 57 premiers patients (qui avaient fourni chacun 4 textes) ont été analysés. 70 % d'entre eux évoquaient leurs relations avec les professionnels de santé ; 54 % étaient considérés comme « négatifs », 35 % « neutres » et seulement 11 % « positifs ». Parmi les éléments négatifs, 5 % des patients déclaraient « je n'ai pas confiance en mon médecin », 8 % pensaient « mon médecin me croît fou/folle », 27 % disaient « j'ai besoin de plus d'empathie, d'écoute de la part de mon médecin », 25 % « je n'ai pas confiance en mon médecin pour qu'il puisse m'aider ». 17 % à peine pensaient que leur médecin pouvait les aider et les rassurer. Parmi les autres thèmes abordés en négatif, la gêne occasionnée par la discussion avec un médecin revenait chez 4 % des patients ; 4 % également déclaraient « mon médecin me donne juste des médicaments » et 2,3 %, « le médecin que j'ai en face de moi souhaite juste me voir sortir de son cabinet ». Au final, pour la grande majorité des patients, l'écoute, l'empathie et une éducation sur la maladie sont considérés comme les facteurs les plus importants pour améliorer leur relation avec les professionnels de santé. D'autres études ont également souligné cette insatisfaction dans la relation patient/médecin en médecine de premier recours.

Les besoins éducatifs des patients ont été évalués dans deux autres études américaines qui ont mis en avant un intérêt pour l'apprentissage de la gestion de la maladie, avec une préférence pour les informations données par un médecin. Dans le choix des supports, les magazines et la télévision arrivaient devant Internet. Les qualités recherchées chez un médecin étaient, dans l'ordre, la compétence, le temps d'écoute suffisant et la qualité d'écoute.

En France une situation similaire

En France, nous avons réalisé avec l'APSSII une enquête similaire portant notamment sur les attentes des patients par rapport à la maladie et au système de soins. Cette enquête a été réalisée par courrier et en ligne de janvier à juin 2013 ; nous avons eu un taux de participation de 67 %, malgré une seule sollicitation. Parmi les 222 participants se trouvaient essentiellement des femmes (67,5 %) d'âge moyen 47 ans, avec une durée d'évolution moyenne de la maladie de 8,8 ans. Au niveau des sous-types de SII, 38,2 % avaient une forme avec alternance diarrhée-constipation, 33,6 % avec diarrhée prédominante et 26,7 % avec constipation prédominante. Bien qu'il s'agisse d'une enquête réalisée à distance, sans que le diagnostic de SII ait pu être confirmé lors d'une consultation, 86,6 % des participants avaient eu une coloscopie, et 64,5 % étaient suivis par un médecin au moment de l'enquête (gastroentérologues pour 56,8 %, et généraliste pour 38,1 %). Une consultation avait d'ailleurs été réalisée pour le SII dans les 12 derniers mois pour 82 % des participants. La maladie était sévère (score de Francis > 300) dans 53 % des cas, et une dépression majeure était présente dans 45 % des cas. On retrouvait une altération de la qualité de vie légèrement plus importante chez les femmes, sans différence selon le sous-type de SII, mais corrélée avec la sévérité de la maladie et le score d'anxiété-dépression.

Les attentes des patients par rapport à la maladie étaient en premier lieu une amélioration de leur état de santé

Les attentes des patients par rapport à la maladie étaient une amélioration de leur état de santé, une information sur les causes et les traitements pour 94 % et, pour 86 %, une meilleure reconnaissance de la maladie.

Les plus grands décalages perçus entre les attentes des patients et leur vécu par rapport au médecin concernaient :

- une information suffisante (94 % des patients l'attendait, mais seulement 16,3 % considéraient l'avoir reçue),

- une écoute attentive avec empathie (97,3 % contre 36,3 % vécue),
- l'apport d'espoir (84,7 % contre 8,9 % vécu),
- et une amélioration de leur état de santé (94,7 % contre 15,3 % vécue).

Les patients considéraient que leur médecin connaissait bien le SII pour 18,4 % et croyait à leurs symptômes pour 46,8 %. Pour 65,3 % des patients, le médecin leur suggérait que « c'était dans leur tête ».

Seuls 16,3 % étaient satisfaits du système de santé pour la prise en charge de la maladie, et 68,4 % considéraient qu'une amélioration de la prise en charge de leurs symptômes aurait un impact sur le coût global du SII. Il existait aussi un décalage entre les moyens souhaités d'information sur la maladie (plus d'information par les médecins) et la réalité, avec des informations apportées par Internet pour 83,7 %, par les gastroentérologues pour 47,9 % et par les généralistes pour seulement 31,6 % des adhérents.

En miroir de l'enquête de l'APSSII, une autre enquête française a été réalisée, auprès de 167 médecins spécialistes et 93 généralistes. Elle a elle aussi été présentée en 2014. Elle montre que la prise en charge du SII est ressentie comme difficile par 72 % des généralistes (14 % la considèrent même comme très difficile) et 62 % des gastroentérologues (5 % la jugeant très difficile). Malgré ce constat, 42,5 % des généralistes et 47,3 % des gastroentérologues se déclaraient satisfaits de leur prise en charge. Ce qui paraît un peu contradictoire quand on regarde les motifs de consultation, qui sont, dans l'ordre décroissant :

- l'inefficacité des traitements,
- une mauvaise tolérance des traitements,
- une modification de la symptomatologie,
- une demande du patient,
- l'arrivée de nouvelles molécules sur le marché.

92,2 % des généralistes et 82,2% des gastroentérologues prescrivaient 1 à 3 traitements simultanément. Les traitements les plus prescrits étaient les antispasmodiques et les absorbants des gaz.

Je pense qu'au vu de ces études, il est possible de conclure sans se tromper à la médiocre qualité de la relation patient-médecin en matière de SII, liée à des problèmes d'incompréhension et de mauvaise communication.

Quels facteurs expliquent la mauvaise relation patient/médecin ?

L'incertitude diagnostique

Différents facteurs peuvent expliquer cette mauvaise relation. Tout d'abord la difficulté du diagnostic, qui participe à la difficulté de la prise en charge. Comme nous l'avons vu, il n'existe en effet aucun test diagnostique, contrairement à ce qu'il se passe pour les maladies digestives non fonctionnelles. Rappelons-le ici : aucune anomalie de prise de sang, de coloscopie ou d'examen radiologique ne permet d'affirmer la maladie.

L'absence de test diagnostique fait que beaucoup de médecins considèrent le diagnostic de SII comme un diagnostic d'exclusion, et prescrivent de nombreux examens pour éliminer d'autres maladies qui pourraient générer les mêmes symptômes. Les médecins n'aiment pas cette incertitude, d'autant que parmi les diagnostics différentiels figurent des maladies qui sont pour eux plus graves, et dont certaines sont prises en charge en ALD (affection de longue durée) par la Sécurité sociale. De ce fait, certains médecins qui, dans le doute, ont réalisé de multiples examens s'étant tous avérés normaux, concluent leur consultation en affirmant : « Vous n'avez rien ». Cette normalité des examens est parfois suivie de mots ou d'attitudes qui suggèrent même au patient que « c'est dans sa tête », comme l'ont ressenti deux-tiers des patients qui ont participé à l'enquête de l'APSSII. Pourtant, en dépit de ces conclusions, le médecin envisage souvent le diagnostic de syndrome de l'intestin irritable. Cette situation peut être source de malentendu et le malade, à qui cette affirmation n'a pas enlevé ses symptômes, va souvent consulter un autre médecin, pratiquant un « nomadisme médical » courant au cours du SII.

Un manque chronique de temps

Un autre facteur important expliquant en partie la médiocre relation patient/médecin dans le SII est le manque de temps. Celui-ci affecte tout d'abord la consultation initiale, alors que du temps est nécessaire pour bien noter les antécédents, comprendre de quels symptômes souffre le patient, évaluer l'impact sur sa qualité de vie, recenser les examens qu'il a réalisés et les traitements qu'il a déjà testés. Et puis il faut du temps pour exposer la démarche diagnostique, décrire l'intérêt des nouveaux examens si on en demande d'autres, rassurer sur l'éventuelle gravité, et expliquer des notions de physiopathologie (les mécanismes), avant même de parler de traitement. Cette consultation peut prendre une heure, sans même parler du temps nécessaire à rédiger un courrier pour résumer ce qui a été entrepris !

Si on envisage votre relation avec votre médecin dans la durée, ce n'est pas du temps perdu mais gagné. Cependant, la réalité est tout autre… Selon les résultats d'une enquête du ministère de la Santé, la durée moyenne des consultations est de 15 minutes en France en médecine générale, et de 5 % plus longue seulement pour une première consultation (données portant sur 922 médecins et 44 000 consultations réalisées en 2002).

Chez les gastroentérologues, la durée moyenne des consultations est de 24 minutes, mais 50 % des consultations durent moins de 20 minutes (enquête réalisée en 2007 auprès de 1840 spécialistes libéraux et 10000 de leurs patients).

Améliorer la relation patient/médecin pour une meilleure prise en charge

Des études ont montré qu'en améliorant cette relation patient/médecin on diminue le recours aux soins et, notamment, le nombre de visites dans l'année. La simple réassurance au cours d'une première consultation peut aussi avoir des effets bénéfiques sur les facteurs associés à la recherche de soins et à l'origine de la consultation, et ceci indépendamment du niveau d'éducation des patients.

TÉMOIGNAGE

L'histoire de Nicole, ou quand la médecine avoue son impuissance face à la colopathie fonctionnelle

«Certains médecins baissent les bras pour le traitement du SII. J'étais pour ma part suivie depuis 3 ans par un médecin que je considérais comme un saint. Il m'avait fait faire beaucoup d'examens pour dépister des anomalies et m'avait donné des prescriptions de toutes sortes, sans résultat ni aucune amélioration. Je me suis donc dirigée vers un homéopathe, et je suis un régime sans gluten et sans lactose depuis 18 mois, avec de temps en temps quelque répit. Lors de mes deux dernières consultations, je lui en ai fait part. Il m'a répondu qu'il était « au bout de ses prescriptions ». Lors de ma dernière consultation, il m'a posé un tas de questions qui ont duré très longtemps. Ensuite, il m'a délivré une ordonnance sans m'examiner. Je lui ai demandé de regarder mon ventre, qui était très gonflé ; il m'a répondu qu'il avait déjà passé une heure et quart avec moi ! Il m'a finalement auscultée debout, par-dessus mes vêtements, pour me dire qu'il n'y avait pas de grosseur. J'ai insisté pour qu'il vérifie du côté ano-rectal, car il me suivait également pour un anisme, et j'avais entrepris une rééducation depuis 4 ans. Il a refusé en me disant qu'il avait déjà passé beaucoup de temps avec moi... Montant de la consultation : 105 euros ! Pour finir, il m'a informée que si l'ordonnance me convenait, je pouvais en demander le renouvellement à mon médecin généraliste...»

En savoir plus sur votre maladie

Certains éléments, qui ne font pas partie au sens strict des traitements du SII, peuvent néanmoins en améliorer la prise en charge. C'est le cas pour l'éducation thérapeutique ou pour la participation à une association de patients.

L'éducation thérapeutique du patient

Le fait que vous lisiez ce livre le montre suffisamment : vous souhaitez en savoir plus sur le SII. Et c'est une bonne chose, car cela peut vous éviter des inquiétudes inutiles et réduire votre taux d'anxiété, ce qui ne peut qu'améliorer votre qualité de vie et la façon dont vous gérez vos symptômes.

Vous n'êtes pas le seul à chercher plus de renseignements sur cette maladie difficile à traiter : la première enquête française de l'APSSII et les données de la littérature font ressortir le besoin des patients d'avoir une meilleure connaissance de leur maladie (de ses causes, de ses conséquences et de son mode évolutif), mais aussi des traitements disponibles et de leur efficacité. Ces objectifs sont ceux de l'éducation thérapeutique du patient.

Qu'est-ce que l'éducation thérapeutique du patient ?

L'Organisation mondiale de la santé (OMS) la définit ainsi : « un processus continu, intégré dans les soins et centré sur le patient ». Elle comprend des « activités organisées de sensibilisation, d'informa-

tion, d'apprentissage et d'accompagnement psychosocial concernant la maladie, le traitement prescrit, les soins, l'hospitalisation et les autres institutions de soins concernées, et les comportements de santé et de maladies du patient. Elle vise à aider le patient et ses proches à comprendre la maladie et le traitement, coopérer avec les soignants, vivre le plus sainement possible et maintenir ou améliorer la qualité de vie ».

Deux études, l'une anglaise et l'autre libanaise, ont montré que le niveau de connaissance de leur maladie par les patients est faible, et qu'ils peuvent avoir des idées fausses à son sujet. En Angleterre, près d'un tiers des patients pensent que le SII peut se transformer en maladie inflammatoire de l'intestin ou en cancer. Dans cette étude, le niveau d'information des patients sur le SII était portant supérieur à celui d'étudiants de première année d'université, pris comme reflet du niveau moyen d'information de la population générale. Concernant la peur du cancer, qui peut parfois expliquer un niveau d'anxiété élevé, la simple réassurance lors d'une consultation peut déjà diminuer l'impact de la maladie sur les activités quotidiennes. Parmi les autres idées fausses, 40 % des patients pensent que la coloscopie permet de diagnostiquer la maladie. C'est ce que révèle l'étude réalisée au Liban.

Des bénéfices démontrés

L'éducation thérapeutique peut être réalisée de différentes manières. Ainsi, en Suède, l'équipe de Magnus Simren a développé une « école du syndrome de l'intestin irritable », qui implique cinq professionnels de santé différents (infirmière, gastroentérologue, diététicienne, physiothérapeute, psychologue), chacun étant responsable d'une session d'enseignement. Les « élèves » de cette école reçoivent un enseignement de 6 sessions de 2 heures, par groupes de 6 à 8 patients. La participation à cette école entraîne une amélioration de leurs symptômes digestifs, de leurs connaissances sur la maladie et de leur qualité de vie. Cette amélioration est upérieure à celle obtenue par un apprentissage apporté par la lecture d'un livre sur la maladie (écrit par un gastroentérologue et qui traite des mêmes aspects que ceux abordés dans les sessions d'enseignement). Dans une autre étude suédoise, ce type d'enseignement avait aussi un impact sur la consommation de soins avec, notamment, une diminution du nombre de consultations chez le médecin ou un diététicien.

Une étude réalisée aux États-Unis, avec le même type d'approche multidisciplinaire, a montré que la fréquentation d'une telle école peut améliorer les symptômes au point que certains patients ne remplissent même plus les critères de la maladie (Manning ou Rome) au terme de leur « cursus » ! Ce programme avait un effet sur les symptômes gastro-intestinaux, sur des indicateurs de détresse psychologique, sur les interruptions d'activité du fait des symptômes, et procurait également une amélioration de la qualité de vie, qui persistait 12 mois plus tard. Dans ce domaine, la réalisation de séances multiples semble supérieure à la réalisation d'une séance unique, qui a déjà cependant un effet bénéfique sur la qualité vie.

L'effet bénéfique de l'éducation thérapeutique pourrait s'expliquer notamment par une modification de l'activité cérébrale dans des zones impliquées dans la prise en charge des sensations ou des émotions au cours des stimulations viscérales. Cette modification se produit notamment au niveau du cortex préfrontal – impliqué dans l'anxiété anticipatoire –, comme l'a montré une étude utilisant l'IRM fonctionnelle.

D'autres moyens peuvent être utilisés pour aider les patients à faire face à la maladie. Par exemple, en Angleterre, a été réalisé un livre basé sur des expériences réelles de patients rapportées consécutivement à la constitution d'un « focus group » (groupe de discussion).

Le rôle des associations de patients

L'implication des associations de patients est également importante pour participer à cette éducation thérapeutique. Elle peut se faire par le biais des sites Internet tel celui de l'APSSII (www.apssii.org), qui fournissent des informations sur la maladie, ou par des forums réservé aux adhérents, où les patients peuvent échanger leurs expériences pour apprendre à « faire face » à la maladie (en anglais on parle de « coping »), terme qui regroupe l'ensemble des stratégies d'adaptation à la maladie). Elle peut aussi passer par des réunions ouvertes au public, ou bien seulement destinées aux adhérents et à leur proches. Ainsi en France, ce type de réunions a pu être organisé dans différentes régions (Île-de-France, PACA, Nantes, Lyon, Bordeaux).

En France, l'APSSII a également réalisé des moyens d'information originaux comme une bande dessinée destinée aux patients et à leurs proches. Elle donne des informations générales sur les symptômes, les causes de la maladie, sur les examens et leur signification, ainsi que sur les conséquences de la maladie sur la qualité de vie et sur la vie professionnelle.

L'APSSII, l'association française des patients souffrant de SII

Il existe des associations de patients souffrant de troubles fonctionnels digestifs dans différents pays, notamment aux États-

Unis ou au Canada. En France, l'Association des patients souffrant du syndrome de l'Intestin Irritable (APSSII), créée en 2010, est la première du genre.

Un constat de départ : le manque de reconnaissance pour cette maladie

En France, votre pathologie souffre d'une trop faible reconnaissance par les autorités de santé, car elle n'est pas grave, au sens qu'elle ne met pas votre vie en danger. Nous disposons de peu de médicaments, lesquels sont d'ailleurs considérés comme d'efficacité modérée – en atteste leur faible remboursement et même une tendance progressive à leur déremboursement total. Il existe également un manque de reconnaissance dans les différentes composantes de la société (monde du travail, proches), du fait d'un déficit d'information.

Ce manque de reconnaissance se retrouve aussi dans le traitement qui est, le plus souvent, fait par les médiasdu SII : on parle rarement de cette maladie, ou alors de façon un peu superficielle, sans inviter sur les plateaux ou dans les studios de véritables experts de cette maladie. J'ai pu le constater encore récemment en écoutant une émission sur une radio de grande écoute, car on avait sollicité notre association pour qu'un adhérent témoigne en direct : la parole ne lui pas été donnée une seule fois dans les 13 minutes consacrées au SII ! Des propos étonnants, voire déplacés ont par ailleurs été tenus sur la maladie et ses traitements : « les colopathes sont comme les enfants, il faut leur faire des câlins pour les rassurer et qu'ils aillent mieux », a-t-on ainsi pu entendre... Dans tel autre magazine de télévision sur la santé qui passe l'après-midi sur la 5, et dont on peut par ailleurs louer le sérieux, la colopathie prête à rire, et on s'attarde lourdement sur les questions d'une maman qui parle des « flatulences de son fils après les repas ». Les émissions sérieuses sont réservées aux chaines thématiques, comme Arte et son émission sur l'*Intestin, notre deuxième cerveau*. Pas de sous-entendus ni de moqueries, mais on y donne de faux espoirs en présentant les résultats obtenus chez l'animal sans les mettre en perspective et les comparer avec les données – souvent beaucoup moins spectaculaires – obtenues chez l'homme.

Toutefois la reconnaissance la plus attendue par les patients n'est pas celle de la couverture médiatique mais celle de la société dans toutes ses composantes, celle qui permettrait à un malade de parler de sa maladie sans honte et d'avoir une écoute attentive de ses proches, de ses collègues et de son médecin. Cette reconnaissance par la société et par les autorités de santé permettrait que demain, si vous ne pouvez pas travailler à cause de cette maladie, le SII soit le motif renseigné par votre médecin sur votre arrêt de travail – et non la grippe, une dépression ou une gastroentérite (même si l'intention, louable à la base, est de vous éviter un contrôle de la Sécurité sociale). Une meilleure reconnaissance par la société offrirait aussi la possibilité d'aménager, dans la mesure du possible, les postes de travail pour les professions difficilement compatibles avec certains symptômes digestifs, comme le fait d'avoir des selles urgentes. Il faut d'ailleurs se féliciter de la décision récente de certaines caisses de caisses primaires d'Assurance maladie (CPAM) de reconnaître, au cas par cas, le handicap pouvant découler du SII, même sans accorder de compensation financière. On aimerait aussi que la maladie soit reconnue, ou mieux connue des médecins scolaires, lesquels, aujourd'hui, refusent d'accorder du temps supplémentaire ou des possibilités de sortie pendant les examens (ce qu'ils font pour la maladie de Crohn), car le SII « n'est pas une maladie », comme nous l'a rapporté une mère en colère.

Ce manque de reconnaissance existe alors même que le syndrome de l'intestin irritable est une pathologie fréquente, sans traitement curatif, parfois associée à une altération marquée de la qualité de vie, et dont les coûts pour la société sont importants.

C'est donc pour sortir les patients de leur isolement, pour mieux faire connaître la maladie et son retentissement, mais aussi pour soutenir la recherche, que nous avons décidé de combler un manque en créant en 2010, avec l'une des mes patientes, l'Association des patients souffrant du syndrome de l'intestin irritable (APSSII). En juin 2011 eut ainsi lieu le lancement officiel de l'association, à l'occasion du congrès du Groupe français de neuro-gastroentérologie à Nice.

Depuis sa création, l'association a progressivement mis en place des actions pour remplir les objectifs qu'elle s'était fixés. Dans l'enquête sur les attentes des patients, une partie du questionnaire concernait les attentes par rapport à une association, qui se sont avérées conformes aux objectifs de l'APSSII.

Concrétisation des missions de l'association

L'association apporte aux patients et au grand public une information sur la maladie, au travers son site Internet, d'une lettre d'information, d'un journal édité plusieurs fois par an, et d'une présence sur les réseaux sociaux (Twitter). Elle édite aussi une affiche pour les cabinets de médecins. Comme je l'ai déjà évoqué, l'APSSII a également collaboré à la réalisation d'une bande dessinée, téléchargeable sur le site internet ou consultable dans sa version papier.

Pour lutter contre l'isolement des patients – car, vous êtes bien placé pour le savoir, on a tendance, avec cette maladie, à se replier sur soi car on n'ose pas en parler aux autres –, un forum réservé aux adhérents a été mis en place. En outre, différents types de réunions sont organisées : réunions entre adhérents, rencontres entre adhérents et médecins impliqués, conférences grand public (en Île-de-France et en régions). Enfin, une ligne téléphonique a également été mise en place et récemment ouverte au public.

Pour améliorer la relation patient-médecin, l'association participe à différents congrès où sont également présents les médecins qui prennent en charge les patients (Congrès national de gastroentérologie, Journée de neuro-gastroentérologie, Journées de la Société française d'étude et de traitement de la douleur).

L'APSSII a aussi vocation à participer à la recherche, une recherche spécifique destinée à faire savoir ce que vivent les patients et leur entourage (comme dans l'enquête sur les attentes qui a permis de vous fournir des chiffres français sur la maladie tout au long de ce livre). Elle informe aussi ses adhérents des possibilités de participer à la recherche (ce que souhaitent 90 % des patients interrogés) sur des nouveaux médicaments ou des stratégies de prise en charge quand des études sont réalisées. L'APSSII compte mettre en place prochainement un programme d'éducation thérapeutique en ligne afin de pouvoir toucher et aider le plus grand nombre.

L'association est également partenaire de la première cohorte nationale de patients avec SII (SECSII, Suivi épidémiologique et des coûts au cours du SII), nécessaire pour faire prendre conscience aux autorités de santé de l'impact sociétal de la maladie.

L'association a aussi la volonté d'améliorer la reconnaissance de la maladie et de représenter les patients auprès des autorités de santé (Haute Autorité de santé, Caisse nationale d'Assurance maladie). Alors qu'elle est aujourd'hui reconnue d'intérêt général (ce qui permet de déduire pour les adhérents et donateurs 66 % des sommes versées), elle a mis en route une procédure pour la reconnaissance d'utilité publique à laquelle

elle peut prétendre, et qui offre plus d'avantages fiscaux pour les donateurs et les mécènes.

Cinq ans après la naissance de cette association, motivée par ce constat simple – l'absence en France d'une instance représentative des malades du SII, pourtant si nombreux –, beaucoup de projets ont vu le jour. Mais il reste de nombreuses missions à remplir. J'espère que vous, chers lecteurs et patients ou proches de patients convaincus de son utilité, serez nombreux à nous rejoindre pour les mener à bien.

Favoriser la recherche sur le SII

Pour terminer ce livre, je souhaiterais vous parler d'un aspect qui me tient à cœur, la recherche. Comme vous l'avez constaté tout au long de cet ouvrage, il y a encore, dans la maladie dont vous souffrez, de nombreux besoins insatisfaits, notamment dans les traitements et la prise en charge des patients. Une amélioration viendra sûrement des découvertes faites par la recherche, mais celle-ci se heurte à différents problèmes.

Des financements difficiles à obtenir

Il n'existe que très peu de soutien à la recherche en France pour le SII. Les financements, qu'ils soient publics ou privés, vont souvent vers les mêmes maladies. Le soutien à la recherche par les laboratoires pharmaceutiques est très faible en comparaison de ce qu'il en est pour d'autres maladies. Ainsi, alors que les laboratoires financent le cancer ou les maladies inflammatoires à hauteur de plusieurs dizaines de millions d'euros, il n'existait qu'une seule bourse de recherche sur le SII financée par un laboratoire (d'un montant de 20000 euros), et elle a été supprimée en 2010… En conséquence, parmi les gastroentérologues, peu de jeunes s'intéressent au SII pendant leurs études, ou choisissent le SII comme thème de recherche à la fin de leur cursus : ils doutent en effet – hélas à juste titre – de pouvoir obtenir un financement qui leur permettrait d'effectuer cette recherche dans des conditions matérielles simplement acceptables.

Par rapport à d'autres pathologies pas plus fréquentes mais jugées plus graves, le SII ne bénéficie quasiment d'aucun soutien institutionnel, ni d'appel d'offre spécifique. Quand on effectue une demande de financements pour un projet d'étude relatif au SII, on se retrouve en concurrence avec d'autres pathologies digestives et non digestives. Ainsi n'ont pas pu être financés, ces deux dernières années, un certain nombre de projets que nous-mêmes ou nos collègues avons déposés sur les sujets suivants : alimentation et Fodmaps, efficacité de traitements alternatifs (hypnose en particulier), mécanismes mis en jeu par la transplantation fécale de microbiote, étude sur un nouveau traitement, étude européenne sur la génétique au cours du SII, etc.

Les financements semblent moins difficiles à obtenir aux États-Unis ou dans d'autres pays européens, dans lesquels la recherche est beaucoup plus active, mais cela va souvent de pair avec une meilleure considération de la maladie par la société. Cela vient peut-être, dans ces pays, de la prise de conscience, par les autorités, de l'importance du « fardeau économique » qu'elle représente. Si elles distribuent un peu aujourd'hui, c'est pour moins dépenser demain. En France, cette prise de conscience n'a pas encore eu lieu. Nous espérons que la cohorte SECSII sur le coût de la maladie y contribuera.

Créer des structures de soins et de recherche dédiées

Dans cette maladie où les patients sont fort heureusement peu hospitalisés et sont essentiellement vus en consultation, il est important, pour améliorer la qualité des soins et la recherche, de pouvoir disposer de centres de prise en charge ambulatoire efficients.

Idéalement, ces centres pourraient réunir sur un même site des salles de consultations pour les médecins, un ou une diététicien(ne), et un praticien « alternatif », par exemple un hypnothérapeute, ce qui vous permettrait de voir tous ces intervenants dans la même demi-journée. Pour la recherche, ces centres devraient aussi disposer des moyens humains et matériels de façon à réaliser les différents tests nécessaires pour étudier les mécanismes connus de la maladie (étude de la sensibilité viscérale avec barostat, tests respiratoires, manométrie, réalisation des endoscopies), d'infirmières pour la réalisation de bilans sanguins et de techniciens de recherche clinique.

Ces centres devraient être en lien avec des unités de recherche clinique disposant de statisticiens, ainsi qu'avec des bio-banques permettant de stocker du sang, des selles ou des biopsies dans des conditions conformes aux exigences règlementaires.

Certains de ces centres existent à l'étranger, notamment aux États-Unis, en Angleterre et en Suède, mais il n'en existe pas un seul en France. Il est urgent que nos tutelles prennent conscience de la nécessité d'en créer au moins un, si elles ont l'ambition que la recherche sur cette maladie fréquente, qui a un impact sociétal important, soit au niveau de nos prétentions. Pourtant, sans le poids d'une association de patients forte ou d'un lobbying assuré par d'autres canaux (tels que les réseaux sociaux), il y a fort à parier que les choses n'évolueront pas. Vous le savez comme moi, nous nous vantons d'avoir le meilleur système de santé au monde, mais compte-tenu de la situation économique actuelle, les caisses sont vides… Alors si vous êtes en position de faire changer les choses, surtout n'hésitez pas !

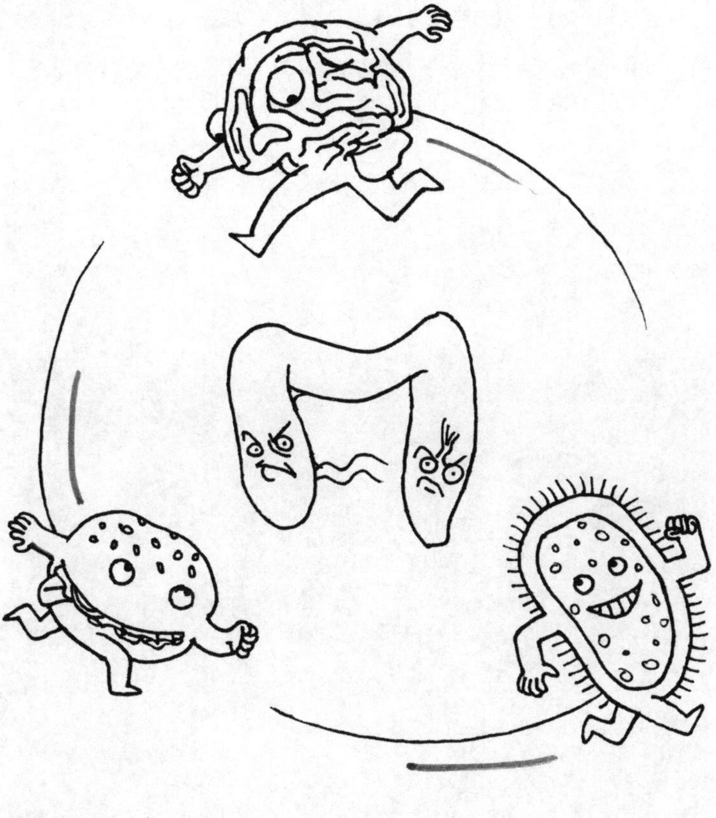

Annexes

Postface

Je souhaitais depuis longtemps écrire un livre exclusivement consacré au Syndrome de l'intestin irritable, racontant ce que je dis en consultation à mes patients sur cette maladie, et qui me met souvent en retard car je suis trop bavard… Catherine Delprat, des éditions Larousse, m'a suivi dans ce projet un peu fou. Je n'avais pas bien réalisé le travail que représente la rédaction d'un tel ouvrage ! J'ai mis toute mon énergie dans ce projet.

Certains jugeront peut être que j'ai donné beaucoup (trop ?) de détails ou d'informations inutiles, voire inadaptées, pour un livre grand public, mais je sais que ces informations vous seront précieuses, à vous qui souffrez parfois au quotidien : j'ai pensé ce livre d'abord pour vous et votre entourage. Je sais que vous ne trouvez pas forcément les informations dont vous avez besoin sur Internet, et qu'il n'est pas toujours aisé de faire la part des choses quand on n'est pas spécialiste. J'ai eu le souci, quand c'était possible, de donner quelques chiffres pour étayer les informations présentées, car c'est le meilleur moyen de démontrer la réalité des faits et de montrer que ce que chaque patient croit vivre seul – du fait du tabou et de l'isolement crée par la maladie – est partagé par d'autres qui vivent le même calvaire.

Parvenu au terme de ce livre, j'espère avoir atteint mon objectif de vous informer sur cette maladie fréquente qui gâche la vie de beaucoup, mais n'intéresse pourtant pas grand monde. Peut-être aurez-vous mieux compris les différents mécanismes de cette maladie, qui sont autant de cibles pour les traitements du futur, la différence entre concept et traitement, entre études chez l'animal et progrès transposables à l'homme. La prise en charge du SII reste aujourd'hui complexe et difficile. Elle fait appel à des traitements classiques, ainsi qu'à d'autres qui, bien que n'ayant pas forcement l'indication du SII, peuvent quand même en améliorer les symptômes. Des traitements alternatifs et des régimes sont fréquemment utilisés par les patients et peuvent parfois les aider. D'autres traitements prometteurs (transplantation de microbiote fécal, traitements à action centrale sur le cerveau, etc.) sont aujourd'hui à l'étude.

Ce livre aura aussi été l'occasion pour moi de mettre en avant d'autres facteurs essentiels à la prise en charge des patients et souvent négligés : la relation médecin-patient, l'éducation thérapeutique et les associations de patients qui aident les malades et luttent pour améliorer la reconnaissance du SII par la société.

Enfin, je souhaite que nos autorités de santé prennent la juste mesure de cette maladie et développent les structures ambulatoires de soins et de recherche indispensables à sa bonne prise en charge.

Remerciements

J'aimerais ici remercier toutes les personnes qui m'ont aidé pour la rédaction de cet ouvrage, à commencer par mon épouse, qui a accepté de me laisser l'écrire sur mon temps « libre », pendant mes vacances et mes soirées, et mon neveu et filleul Nathan, jeune artiste en devenir de 18 ans, qui a fait les illustrations.

Je remercie également ma collègue, le Dr Pauline Jouet, qui, depuis le début, est impliquée dans tous les projets que j'ai mis en place concernant la colopathie fonctionnelle (création de l'association, projets de recherche…) et qui a participé à la relecture critique de ce livre.

Je remercie chaleureusement Madame Suzelle Façon, la présidente de notre association de patients, et tous les patients qui ont accepté de livrer un témoignage dans cet ouvrage ou ont participé aux études dont je parle. Merci d'avoir accepté de manière désintéressée de participer à ce type d'expériences « étranges », dans le seul but d'aider la science à mieux comprendre les phénomènes douloureux.

Je remercie tous les chercheurs qui travaillent sur la maladie (sur modèles animaux ou chez l'homme), ceux qui sont cités dans ce livre et ceux qui travaillent encore dans l'anonymat pour qu'un jour les patients aillent mieux.

Un grand merci enfin aux différents relecteurs amis – lecteur « naïfs », patients souffrant du SII, généraliste et gastroentérologues – qui ont lu avec attention les versions préliminaires de mon manuscrit et qui, grâce à leurs commentaires, m'ont permis de le rendre plus clair pour tous (dans l'ordre alphabétique, merci à Anne, Alexandre E. et Alexandre L., Jocelyne, Pauline et Raoudha). Merci aux éditions Larousse, qui ont permis à ce projet de voir le jour, et m'ont accompagné pendant les différentes phases de l'avancement du manuscrit, avec un remerciement particulier à Catherine Delprat et Thierry Olivaux.

Que ce livre soit aussi l'occasion de remercier les ancien et actuel doyens de l'université Paris 7 (les Pr Philippe Schlemmer et Philippe Ruszniewski), qui m'ont fait confiance pour développer un axe de recherche sur le SII dans leur faculté, mes collègues du Conseil national des universités qui ont cru dans mon projet, mon directeur d'unité Inserm, Didier Bouhassira, et, enfin, les médecins et les personnels soignant avec lesquels j'ai travaillé pendant toutes ces années à prendre en charge les malades ou à rédiger des projets de recherche : Benoît, Henri, Marie et tous les autres.

Glossaire

Ambulatoire : se dit de soins, d'examens ou d'interventions chirurgicales s'effectuant dans la journée, sans hospitalisation de nuit.

Amylase salivaire : enzyme* de la salive spécialisée dans le découpage des sucres complexes, comme l'amidon, en molécules plus petites.

Anisme : contraction anormale du sphincter* anal externe lors d'une tentative de défécation. Ce phénomène favorise la constipation.

Anticorps : protéine fabriquée par certains globules blancs, jouant un rôle dans l'immunité en reconnaissant et en neutralisant de façon spécifique les éléments étrangers à l'organisme, par exemple des protéines bactériennes.

Auto-immune : se dit d'une maladie dans laquelle le système immunitaire se retourne contre son propre organisme, en identifiant comme étrangères des protéines qui ne le sont pas.

Barostat : appareil électronique relié à un ballon, permettant de mesurer le tonus de divers segments du tube digestif et de réaliser des distorsions standardisées.

Biopsie : prélèvement de fragments de tissus ou d'organes, de façon à les analyser en laboratoire.

Compliance rectale : capacité d'étirement du rectum en réponse à une distension.

Constipation distale : constipation se jouant à l'extrémité du tube digestif, au moment de l'évacuation des selles. On parle aussi de constipation terminale.

Contrôle (groupe) : dans une étude scientifique ou un essai clinique*, le groupe contrôle est un groupe de référence dont les sujets présentent les mêmes caractéristiques que ceux du groupe dit expérimental (par exemple, dans le cas d'un nouveau traitement contre la constipation, un SII à dominante de constipation), mais auxquels on administre un placebo*, tandis que le groupe dit expérimental se verra administrer le médicament. Le groupe contrôle permet ainsi d'évaluer l'effet* placebo. On ne pourra dire que le nouveau traitement est efficace que si les bénéfices obtenus dans le groupe expérimental sont supérieurs à ceux du groupe contrôle.

Diagnostic différentiel : méthode utilisée par les médecins pour « choisir » entre différentes maladies présentant des symptômes communs.

Diagnostic positif : il s'agit du diagnostic « tout court », au cours duquel, à partir de l'interrogatoire du patient et de l'examen clinique, le médecin détermine de quelle maladie vous souffrez probablement.

Double aveugle : se dit d'une étude dans laquelle ni les patients ni les médecins qui les suivent ne savent quel est le traitement administré (entre le traitement actif et le placebo*). Par exemple, les patients ne savent pas s'ils reçoivent un placebo ou un médicament actif, mais le médecin ne le sait pas non plus : il dispose de boîtes de médicaments en apparence parfaitement identiques. Cela permet d'objectiver les résultats et de limiter l'influence que le médecin peut avoir sur les résultats. On sait, en effet, que la conviction – ou non – d'un médecin dans l'efficacité d'un médicament et la façon dont il le présente au patient ont des effets sur le résultat final.

Dyspepsie : inconfort ou douleurs attribués à l'estomac.

Enzyme : protéine accélérant les réactions biochimiques. Les enzymes sont nombreuses dans le processus digestif ; elles permettent de découper les grosses molécules des aliments en morceaux de plus en plus petits, jusqu'aux nutriments finalement absorbés.

Effet placebo : effet bénéfique produit chez un patient par l'administration d'un traitement pourtant dépourvu de propriété pharmacologique (placebo*). Sont mécanisme est psychologique et physiologique (activation de zones du cerveau impliquées notamment dans le contrôle de la douleur et la production d'endorphines*).

Effet nocebo : effet selon lequel des patients développent des effets secondaires à la suite de la prise d'un traitement sans propriété pharmacologique (c'est l'inverse de l'effet placebo*).

Endorphines : hormones produites dans le cerveau (par l'hypophyse et l'hypothalamus), impliquées dans le contrôle de la douleur et procurant une sensation de bien-être. On les appelle aussi « opioïdes endogènes », et elles sont souvent surnommées « hormones du plaisir » ou « hormones du bien-être ».

Épigastre : zone du ventre située entre le sternum et le nombril, et au sein de laquelle se trouve l'estomac.

Essai clinique : dans le domaine de la santé, étude réalisée chez l'homme pour évaluer les nouveaux traitements (nouveaux médicaments, nouvelles façons d'administrer des médicaments existants ou encore nouvelles techniques, comme les interventions chirurgicales innovantes) ou les nouvelles méthodes de diagnostic avant leur mise sur le marché. On parle aussi d'« essais thérapeutiques » ou d'« études cliniques ».

Évolution spontanée : évolution naturelle d'une maladie, quand aucun traitement n'est pris.

Fistule : communication anormale entre deux organes, ou entre une cavité et un organe.

Fodmaps : acronyme de l'anglais « Fermentable Oligo-, Di-, and Monosaccharides, And Polyols». Il s'agit de sucres (fructose, édulcorants de type sorbitol) qui favorisent les fermentations dans le côlon.

Hypersensibilité viscérale : baisse des seuils de sensations au niveau des viscères, et notamment du seuil de douleur. En d'autres termes, une personne souffrant d'hypersensibilité viscérale ressent des douleurs là où d'autres ne sentiront rien, ou alors un simple inconfort.

Inflammation : réaction se produisant au niveau des tissus en réponse à une agression (blessure, infection par un agent pathogène, etc.). Elle est associée à quatre signes cliniques (rougeur, gonflement de la zone, sensation de chaleur et douleur), et à différentes modifications au niveau des tissus visibles seulement au microscope.

IRM : acronyme d'Imagerie par Résonance Magnétique. C'est une technique d'imagerie médicale permettant de visualiser les tissus mous en deux ou trois dimensions.

Lumière digestive : zone centrale des organes du tube digestif, où passe le bol alimentaire.

Lymphome : type de cancer affectant le système lymphatique.

Maladie cœliaque : maladie chronique de l'intestin, auto-immune*, déclenchée par la consommation de gluten.

Maladie de Crohn : maladie inflammatoire qui peut toucher tout le tube digestif (de la bouche à l'anus) évoluant par des phases de poussée et de rémission.

Microbiote : ensemble des bactéries du tube digestif. On parle aussi de « flore intestinale ».

Neurones : cellules nerveuses. Les neurones transmettent les informations, sous la forme d'influx nerveux, des organes récepteurs (peau, muqueuses, yeux, etc.) jusqu'au cerveau, et du cerveau jusqu'aux organes effecteurs (muscles, système digestif, etc.).

Neurotransmetteur : molécule messager permettant aux cellules nerveuses de communiquer entre elles, et avec d'autres cellules.

Péristaltisme : ensemble des mouvements assurés par les muscles lisses du tube digestif, permettant la propulsion du bol alimentaire.

Placebo : traitement sans propriété pharmacologique, mais administré en faisant croire au patient qu'il s'agit d'un véritable traitement.

Polypes : petites boules (quelques millimètres le plus souvent) apparaissant sur la paroi du côlon, sans gravité intrinsèque, mais devant être retirées pour ne pas risquer une évolution ultérieure en cancer.

Prébiotiques : aliments non digestibles par notre système digestif, mais qui peuvent servir de source d'énergie aux bactéries du tube digestif.

Probiotiques : bactéries dont les effets sont supposés bénéfiques pour la santé. Ce sont les « bonnes bactéries » du côlon.

Randomisation : tirage au sort permettant de constituer les groupes de patients participant à des essais randomisés*.

Randomisé,e : se dit d'une étude ou d'un essai clinique* dans lesquels les patients sélectionnés sont ensuite répartis entre les différents groupes (par exemple un groupe testant un traitement et un groupe recevant un placebo*, ou bien un groupe testant un dosage et l'autre en testant un autre) au hasard, par tirage au sort. Ceci permet de limiter les biais des études et de comparer les résultats en toute objectivité, en laissant au hasard (et non au choix du chercheur) la constitution des groupes.

Rectocolite hémorragique : maladie inflammatoire touchant le rectum et une partie plus ou moins longue du côlon.

Rectorragie : présence de sang rouge dans les selles.

Scanner : technique d'imagerie médicale utilisant les rayons X et permettant de repérer des anomalies invisibles à la radiographie ou à l'échographie. On dit aussi « tomodensitométrie ».

Simple aveugle : se dit d'une étude dans laquelle seuls les patients ne savent pas à quel groupe ils appartiennent (par exemple le groupe « traitement » ou le groupe « placebo* »), tandis que le médecin chargé de leur suivi le sait. Les études en simple aveugle sont de moins bonne qualité méthodologique que celles en double* aveugle. En effet, le fait que le médecin sache ce que prennent les patients peut le conduire à se comporter différemment avec les uns et les autres en fonction de sa conviction profonde et, donc, influer sur les résultats finaux.

Sphincter : muscle circulaire dont la contraction permet de fermer partiellement ou totalement un conduit naturel. L'œsophage possède un sphincter à chacune de ses extrémités ; le sphincter anal se relâche lors de l'évacuation des selles et permet, dans les autres circonstances, d'assurer la continence.

Test respiratoire : test qui, en mesurant la quantité d'hydrogène que vous expirez à plusieurs temps donnés après l'absorption de sucres, permet d'évaluer l'intensité de la fermentation de ces derniers dans votre intestin.

Système nerveux autonome : composante du système nerveux fonctionnant de façon automatique, non volontaire, et contrôlant les grandes fonctions vitales comme la digestion, la respiration, les contractions cardiaques, etc. Il est aussi appelé « système nerveux végétatif ».

Transglutaminase : enzyme qui sert, indirectement, au diagnostic de la maladie cœliaque*. Dans celle-ci sont en effet retrouvés des taux anormalement élevés d'anticorps anti-transglutaminases.

Vidéocapsule : appareil photo miniaturisé, inclus dans une capsule ressemblant à une gélule, permettant l'exploration de l'intestin grêle par endoscopie. Avalée, la vidéocapsule progresse tout au long du tube digestif grâce aux contractions normales de celui-ci, en prenant plusieurs images par seconde.

Villosités intestinales : petites saillies filiformes tapissant la paroi de l'intestin grêle. Elles permettent d'augmenter de façon considérable sa surface d'absorption.

Références

Sites Internet des associations de patients

Voici les adresses des sites Internet des associations de patients citées dans cet ouvrage.

- **L'Association des patients souffrant du syndrome de l'intestin irritable, APSSII :** http://www.apssii.org

- **L'Association François Aupetit, AFA**
  Pour les patients souffrant de la maladie de Crohn ou de la rectocolite hémorragique : http://www.afa.asso.fr/

- **L'Association française de la cystite interstitielle, AFCI**
  http://asso.orpha.net/AFCI/cgi-bin/

- **L'Association française des intolérants au gluten, AFDIAG**
  www.afdiag.fr/

- **L'Association française du syndrome de fatigue chronique, ASFC** www.asso.sfc.org

- **Fibromyalgie France**
  www.fibromyalgie-france.org

Publications scientifiques

Ici, les plus curieux d'entre vous trouveront, classées par thème, une sélection des publications qui sont notamment citées dans le livre.

Diagnostic

- Francis CY, Morris J, Whorwell PJ. The irritable bowel severity scoring system : a simple method of monitoring irritable bowel syndrome and its progress. Aliment Pharmacol Ther 1997; 11 : 395–402.
- Heaton KW, Radvan J, Cripps H, Mountford RA, Braddon FE, Hughes AO. Defecation frequency and timing, and stool form in the general population : a prospective study. Gut 1992; 33 : 818-24.
- Hellstrom PM, Saito YA, Bytzer P, Tack J, Mueller-Lissner S, Chang L. Characteristics of Acute Pain Attacks in Patients With Irritable Bowel Syndrome Meeting Rome III Criteria. Am J Gastroenterol 2011.
- Longstreth GF, Thompson WG, Chey WD, Houghton LA, Mearin F, Spiller RC. Functional bowel disorders. Gastroenterology 2006; 130 : 1480-91.

Les personnes touchées

- Choung RS, Locke GR, III. Epidemiology of IBS. Gastroenterol Clin North Am 2011; 40 : 1-10.
- Dapoigny M. [Irritable bowel syndrome: epidemiology/economic burden]. Gastroenterol Clin Biol 2009; 33 Suppl 1 : S3-S8.
- Sperber AD, Drossman DA, Quigley EM. The global perspective on irritable bowel syndrome: a Rome Foundation-World Gastroenterology Organisation symposium. Am J Gastroenterol 2012; 107 : 1602-9.

Les maladies associées

- Le Pluart D, Sabate JM, Bouchoucha M, Hercberg S, Benamouzig R, Julia C. Functional gastrointestinal disorders in 35,447 adults and their association with body mass index. Aliment Pharmacol Ther 2015; 41 : 758-67.
- Mathieu N. [Somatic comorbidities in irritable bowel syndrome: fibromyalgia, chronic fatigue syndrome, and interstitial cystitis]. Gastroenterol Clin Biol 2009; 33 Suppl 1 : S17-25.

- Yunus MB. Central sensitivity syndromes: a new paradigm and group nosology for fibromyalgia and overlapping conditions, and the related issue of disease versus illness. Semin Arthritis Rheum 2008; 37 : 339-52.

L'évolution du SII

- Agreus L, Svardsudd K, Nyren O, Tibblin G. Irritable bowel syndrome and dyspepsia in the general population: overlap and lack of stability over time. Gastroenterology 1995; 109 : 671-80.
- Mearin F, Baro E, Roset M, Badia X, Zarate N, Perez I. Clinical patterns over time in irritable bowel syndrome: symptom instability and severity variability. Am J Gastroenterol 2004; 99 : 113-21.

Les conséquences du SII

- Brun-Strang C, Dapoigny M, Lafuma A, Wainsten JP, Fagnani F. Irritable bowel syndrome in France: quality of life, medical management, and costs: the Encoli study. Eur J Gastroenterol Hepatol 2007; 19 : 1097-103.
- Buchanan DT, Cain K, Heitkemper M, Burr R, Vitiello MV, Zia J, Jarrett M. Sleep measures predict next-day symptoms in women with irritable bowel syndrome. J Clin Sleep Med 2014; 10 : 1003-9.
- Canavan C, West J, Card T. Review article: the economic impact of the irritable bowel syndrome. Aliment Pharmacol Ther 2014; 40 : 1023-34.
- Cash B, Sullivan S, Barghout V. Total costs of IBS: employer and managed care perspective. Am J Manag Care 2005; 11 : S7-16.
- Fass R, Fullerton S, Naliboff B, Hirsh T, Mayer EA. Sexual dysfunction in patients with irritable bowel syndrome and non-ulcer dyspepsia. Digestion 1998; 59 : 79-85.
- Gralnek IM, Hays RD, Kilbourne A, Naliboff B, Mayer EA. The impact of irritable bowel syndrome on health-related quality of life. Gastroenterology 2000; 119 : 654-60.
- Rotem AY, Sperber AD, Krugliak P, Freidman B, Tal A, Tarasiuk A. Polysomnographic and actigraphic evidence of sleep fragmentation in patients with irritable bowel syndrome. Sleep 2003; 26 : 747-52.
- Wong RK, Drossman DA, Weinland SR, Morris CB, Leserman J, Hu Y, Kelapure R, Bangdiwala SI. Partner burden in irritable bowel syndrome. Clin Gastroenterol Hepatol 2013; 11 :151-5.

Les mécanismes périphériques

Les troubles de la motricité

- McKee DP, Quigley EM. Intestinal motility in irritable bowel syndrome: is IBS a motility disorder? Part 1. Definition of IBS and colonic motility. Dig Dis Sci 1993; 38 : 1761-72.
- McKee DP, Quigley EM. Intestinal motility in irritable bowel syndrome: is IBS a motility disorder? Part 2. Motility of the small bowel, oesophagus, stomach, and gall-bladder. Dig Dis Sci 1993; 38 : 1773-82.

SII post-infectieux, perméabilité intestinale, micro-inflammation

- Barbara G, Stanghellini V, De Giorgio R, Cremon C, Cottrell GS, Santini D, Pasquinelli G, Morselli-Labate AM, Grady EF, Bunnett NW, Collins SM, Corinaldesi R. Activated mast cells in proximity to colonic nerves correlate with abdominal pain in irritable bowel syndrome. Gastroenterology 2004; 126 : 693-702.
- Gecse K, Roka R, Ferrier L, Leveque M, Eutamene H, Cartier C, Ait-Belgnaoui A, Rosztoczy A, Izbeki F, Fioramonti J, Wittmann T, Bueno L. Increased faecal serine protease activity in diarrhoeic IBS patients: a colonic lumenal factor impairing colonic permeability and sensitivity. Gut 2008; 57 : 591-9.
- Mearin F, Perez-Oliveras M, Perello A, Vinyet J, Ibanez A, Coderch J, Perona M. Dyspepsia and irritable bowel syndrome after a Salmonella gastroenteritis outbreak: one-year follow-up cohort study. Gastroenterology 2005; 129 : 98-104.
- Piche T, Saint-Paul MC, Dainese R, Marine-Barjoan E, Iannelli A, Montoya ML, Peyron JF, Czerucka D, Cherikh F, Filippi J, Tran A, Hebuterne X. Mast cells and cellularity of the colonic mucosa correlated with fatigue and depression in irritable bowel syndrome. Gut 2008; 57 : 468-73.
- Spiller RC, Jenkins D, Thornley JP, Hebden JM, Wright T, Skinner M, Neal KR. Increased rectal mucosal enteroendocrine cells, T lymphocytes, and increased gut permeability following acute Campylobacter enteritis and in post-dysenteric irritable bowel syndrome. Gut 2000;47 : 804-11.
- Spiller RC. Postinfectious irritable bowel syndrome. Gastroenterology 2003; 124 : 1662-71.
- Spiller R, Lam C. An Update on Post-infectious Irritable Bowel Syndrome: Role of Genetics, Immune Activation, Serotonin and Altered Microbiome. J Neurogastroenterol Motil 2012; 18 : 258-68.
- Thabane M, Kottachchi DT, Marshall JK. Systematic review and meta-analysis: The incidence and prognosis of post-infectious irritable bowel syndrome. Aliment Pharmacol Ther 2007; 26 : 535-44.

Le microbiote

- Chassard C, Dapoigny M, Scott KP, Crouzet L, Del'homme C, Marquet P, Martin JC, Pickering G, Ardid D, Eschalier A, Dubray C, Flint HJ, Bernalier-Donadille A. Functional dysbiosis within the gut microbiota of patients with constipated-irritable bowel syndrome. Aliment Pharmacol Ther 2012; 35 : 828-38.
- Jeffery IB, O'Toole PW, Ohman L, Claesson MJ, Deane J, Quigley EM, Simren M. An irritable bowel syndrome subtype defined by species-specific alterations in faecal microbiota. Gut 2012; 61 : 997-1006.
- Kassinen A, Krogius-Kurikka L, Makivuokko H, Rinttila T, Paulin L, Corander J, Malinen E, Apajalahti J, Palva A. The fecal microbiota of irritable bowel syndrome patients differs significantly from that of healthy subjects. Gastroenterology 2007; 133 : 24-33.
- Pimentel M, Chow EJ, Lin HC. Eradication of small intestinal bacterial overgrowth reduces symptoms of irritable bowel syndrome. Am J Gastroenterol 2000; 95 : 3503-6.
- Rajilic-Stojanovic M, Biagi E, Heilig HG, Kajander K, Kekkonen RA, Tims S, de Vos WM. Global and deep molecular analysis of microbiota signatures in fecal samples from patients with irritable bowel syndrome. Gastroenterology 2011; 141 : 1792-801.
- Villarreal AA, Aberger FJ, Benrud R, Gundrum JD. Use of broad-spectrum antibiotics and the development of irritable bowel syndrome. WMJ 2012; 111 : 17-20.

Le métabolisme des acides biliaires, micro-ARN

- Duboc H, Rainteau D, Rajca S, Humbert L, Farabos D, Maubert M, Grondin V, Jouet P, Bouhassira D, Seksik P, Sokol H, Coffin B, Sabate JM. Increase in fecal primary bile acids and dysbiosis in patients with diarrhea-predominant irritable bowel syndrome. Neurogastroenterol Motil 2012; 24 : 513-20.
- Zhou Q, Souba WW, Croce CM, Verne GN. MicroRNA-29a regulates intestinal membrane permeability in patients with irritable bowel syndrome. Gut 2010; 59 : 775-84.

Les mécanismes centraux

- Coffin B, Bouhassira D, Sabate JM, Barbe L, Jian R. Alteration of the spinal modulation of nociceptive processing in patients with irritable bowel syndrome. Gut 2004; 53 : 1465-70.
- Labus JS, Gupta A, Coveleskie K, Tillisch K, Kilpatrick L, Jarcho J, Feier N, Buel-

ler J, Stains J, Smith S, Suyenobu B, Naliboff B, Mayer EA. Sex differences in emotion-related cognitive processes in irritable bowel syndrome and healthy control subjects. Pain 2013; 154 : 2088-99.

- Mertz H, Naliboff B, Munakata J, Niazi N, Mayer EA. Altered rectal perception is a biological marker of patients with irritable bowel syndrome. Gastroenterology 1995; 109 : 40-52.
- Mertz H, Morgan V, Tanner G, Pickens D, Price R, Shyr Y, Kessler R. Regional cerebral activation in irritable bowel syndrome and control subjects with painful and nonpainful rectal distention [see comments]. Gastroenterology 2000; 118 : 842-8.
- Moisset X, Bouhassira D, Denis D, Dominique G, Coffin B, Sabate JM. Anatomical connections between brain areas activated during rectal distension in healthy volunteers: A visceral pain network. Eur J Pain 2010; 1: 142-8.

L'axe cerveau-intestin, deuxième cerveau

- Cryan JF, O'Mahony SM. The microbiome-gut-brain axis: from bowel to behavior. Neurogastroenterol Motil 2011; 23 : 187-92.
- De Palma G, Collins SM, Bercik P. The microbiota-gut-brain axis in functional gastrointestinal disorders. Gut Microbes 2014; 5.
- De Palma G, Blennerhassett P, Lu J, Deng Y, Park AJ, Green W, Denou E, Silva MA, Santacruz A, Sanz Y, Surette MG, Verdu EF, Collins SM, Bercik P. Microbiota and host determinants of behavioural phenotype in maternally separated mice. Nat Commun 2015; 6 : 7735.
- Tillisch K, Labus J, Kilpatrick L, Jiang Z, Stains J, Ebrat B, Guyonnet D, Legrain-Raspaud S, Trotin B, Naliboff B, Mayer EA. Consumption of fermented milk product with probiotic modulates brain activity. Gastroenterology 2013; 144 : 1394-401, 1401.

Les autres facteurs intervenant sur le SII : génétique, éducation, environnement

- Chitkara DK, Van Tilburg MA, Blois-Martin N, Whitehead WE. Early life risk factors that contribute to irritable bowel syndrome in adults: a systematic review. Am J Gastroenterol 2008; 103 : 765-74.
- Ek WE, Reznichenko A, Ripke S, Niesler B, Zucchelli M, Rivera NV, Schmidt PT, Pedersen NL, Magnusson P, Talley NJ, Holliday EG, Houghton L, Gazouli M, Karamanolis G, Rappold G, Burwinkel B, Surowy H, Rafter J, Assadi G, Li L,

Papadaki E, Gambaccini D, Marchi S, Colucci R, Blandizzi C, Barbaro R, Karling P, Walter S, Ohlsson B, Tornblom H, et al. Exploring the genetics of irritable bowel syndrome: a GWA study in the general population and replication in multinational case-control cohorts. Gut 2014; gutjnl-307997.

- Koloski NA, Jones M, Weltman M, Kalantar J, Bone C, Gowryshankar A, Walker MM, Talley NJ. Identification of early environmental risk factors for irritable bowel syndrome and dyspepsia. Neurogastroenterol Motil 2015; 27 : 1317-25.
- Saito YA. The role of genetics in IBS. Gastroenterol Clin North Am 2011; 40 : 45-67.
- Van Tilburg MA, Levy RL, Walker LS, Von Korff M, Feld LD, Garner M, Feld AD, Whitehead WE. Psychosocial mechanisms for the transmission of somatic symptoms from parents to children. World J Gastroenterol 2015; 21 : 5532-41.

Les traitements du SII

- Chang FY, Lu CL, Chen CY, Luo JC. Efficacy of dioctahedral smectite in treating patients of diarrhea-predominant irritable bowel syndrome. J Gastroenterol Hepatol 2007; 22 : 2266-72.
- Chassany O, Bonaz B, Bruley DES, V, Bueno L, Cargill G, Coffin B, Ducrotte P, Grange V. Acute exacerbation of pain in irritable bowel syndrome: efficacy of phloroglucinol/trimethylphloroglucinol. A randomized, double-blind, placebo-controlled study. Aliment Pharmacol Ther 2007; 25 : 1115-23.
- Ducrotte P, Dapoigny M, Bonaz B, Siproudhis L. Symptomatic efficacy of beidellitic montmorillonite in irritable bowel syndrome: a randomized, controlled trial. Aliment Pharmacol Ther 2005; 21 : 435-44.
- Efskind PS, Bernklev T, Vatn MH. A double-blind placebo-controlled trial with loperamide in irritable bowel syndrome. Scand J Gastroenterol 1996; 31 : 463-8.
- Elsenbruch S, Kotsis V, Benson S, Rosenberger C, Reidick D, Schedlowski M, Bingel U, Theysohn N, Forsting M, Gizewski ER. Neural mechanisms mediating the effects of expectation in visceral placebo analgesia: An fMRI study in healthy placebo responders and nonresponders. Pain, 2011.
- Ford AC, Talley NJ, Spiegel BM, Foxx-Orenstein AE, Schiller L, Quigley EM, Moayyedi P. Effect of fibre, antispasmodics, and peppermint oil in the treatment of irritable bowel syndrome: systematic review and meta-analysis. BMJ 2008; 337 :a2313. doi: 10.1136/bmj.a2313.:a2313.
- Ford AC, Moayyedi P. Meta-analysis: factors affecting placebo response rate in

the irritable bowel syndrome. Aliment Pharmacol Ther 2010; 32 : 144-58.

- Ford AC, Quigley EM, Lacy BE, Lembo AJ, Saito YA, Schiller LR, Soffer EE, Spiegel BM, Moayyedi P. Effect of antidepressants and psychological therapies, including hypnotherapy, in irritable bowel syndrome: systematic review and meta-analysis. Am J Gastroenterol 2014; 109 : 1350-65.
- Johnston JM, Kurtz CB, Macdougall JE, Lavins BJ, Currie MG, Fitch DA, O'Dea C, Baird M, Lembo AJ. Linaclotide improves abdominal pain and bowel habits in a phase IIb study of patients with irritable bowel syndrome with constipation. Gastroenterology 2010; 139 : 1877-86.
- Spiller R, Aziz Q, Creed F, Emmanuel A, Houghton L, Hungin P, Jones R, Kumar D, Rubin G, Trudgill N, Whorwell P. Guidelines on the irritable bowel syndrome: mechanisms and practical management. Gut 2007; 56 : 1770-98.
- Wittmann T, Paradowski L, Ducrotte P, Bueno L, Andro Delestrain MC. Clinical trial: the efficacy of alverine citrate/simeticone combination on abdominal pain/discomfort in irritable bowel syndrome--a randomized, double-blind, placebo-controlled study. Aliment Pharmacol Ther 2010; 31 : 615-24.

Les probiotiques, les antibiotiques

- Ford AC, Quigley EM, Lacy BE, Lembo AJ, Saito YA, Schiller LR, Soffer EE, Spiegel BM, Moayyedi P. Efficacy of prebiotics, probiotics, and synbiotics in irritable bowel syndrome and chronic idiopathic constipation: systematic review and meta-analysis. Am J Gastroenterol 2014; 109 : 1547-61.
- Moayyedi P, Ford AC, Talley NJ, Cremonini F, Foxx-Orenstein AE, Brandt LJ, Quigley EM. The efficacy of probiotics in the treatment of irritable bowel syndrome: a systematic review. Gut 2010; 59 : 325-32.
- Pimentel M, Lembo A, Chey WD, Zakko S, Ringel Y, Yu J, Mareya SM, Shaw AL, Bortey E, Forbes WP. Rifaximin therapy for patients with irritable bowel syndrome without constipation. N Engl J Med 2011; 364 : 22-32.
- Whorwell PJ, Altringer L, Morel J, Bond Y, Charbonneau D, O'Mahony L, Kiely B, Shanahan F, Quigley EM. Efficacy of an encapsulated probiotic Bifidobacterium infantis 35624 in women with irritable bowel syndrome. Am J Gastroenterol 2006; 101 : 1581-90.

Les approches complémentaires

- Attali TV, Bouchoucha M, Benamouzig R. Treatment of refractory irritable bowel syndrome with visceral osteopathy: short-term and long-term results of a randomized trial. J Dig Dis 2013; 14 : 654-61.

- Florance BM, Frin G, Dainese R, Nebot-Vivinus MH, Marine BE, Marjoux S, Laurens JP, Payrouse JL, Hebuterne X, Piche T. Osteopathy improves the severity of irritable bowel syndrome: a pilot randomized sham-controlled study. Eur J Gastroenterol Hepatol 2012; 24 : 944-9.
- Hagege H. [Alternative treatments in irritable bowel syndrome]. Gastroenterol Clin Biol 2009;33 Suppl 1 : S79-83.
- Lee HH, Choi YY, Choi MG. The Efficacy of Hypnotherapy in the Treatment of Irritable Bowel Syndrome: A Systematic Review and Meta-analysis. J Neurogastroenterol Motil 2014; 20 : 152-62.
- Lim B, Manheimer E, Lao L, Ziea E, Wisniewski J, Liu J, Berman B. Acupuncture for treatment of irritable bowel syndrome. Cochrane Database Syst Rev 2006; CD005111.
- Lowen MB, Mayer EA, Sjoberg M, Tillisch K, Naliboff B, Labus J, Lundberg P, Strom M, Engstrom M, Walter SA. Effect of hypnotherapy and educational intervention on brain response to visceral stimulus in the irritable bowel syndrome. Aliment Pharmacol Ther 2013; 37 : 1184-97.
- Whorwell PJ, Prior A, Faragher EB. Controlled trial of hypnotherapy in the treatment of severe refractory irritable-bowel syndrome. Lancet 1984; 2 : 1232-4.
- Zernicke KA, Campbell TS, Blustein PK, Fung TS, Johnson JA, Bacon SL, Carlson LE. Mindfulness-based stress reduction for the treatment of irritable bowel syndrome symptoms: a randomized wait-list controlled trial. Int J Behav Med 2013; 20 : 385-96.

Le rôle de l'alimentation et les régimes

- Atkinson W, Sheldon TA, Shaath N, Whorwell PJ. Food elimination based on IgG antibodies in irritable bowel syndrome: a randomised controlled trial. Gut 2004; 53 : 1459-64.
- Biesiekierski JR, Newnham ED, Irving PM, Barrett JS, Haines M, Doecke JD, Shepherd SJ, Muir JG, Gibson PR. Gluten causes gastrointestinal symptoms in subjects without celiac disease: a double-blind randomized placebo-controlled trial. Am J Gastroenterol 2011; 106 : 508-14.
- Biesiekierski JR, Peters SL, Newnham ED, Rosella O, Muir JG, Gibson PR. No effects of gluten in patients with self-reported non-celiac gluten sensitivity after dietary reduction of fermentable, poorly absorbed, short-chain carbohydrates. Gastroenterology 2013; 145 : 320-8.

- Bohn L, Storsrud S, Simren M. Nutrient intake in patients with irritable bowel syndrome compared with the general population. Neurogastroenterol Motil 2012;25:23-30.
- Ducrotte P. [Irritable bowel syndrome: dietary and pharmacological therapeutic options]. Gastroenterol Clin Biol 2009;33 Suppl 1 :S68-78.
- Bohn L, Storsrud S, Liljebo T, Collin L, Lindfors P, Tornblom H, Simren M. Diet low in FODMAPs Reduces Symptoms of Irritable Bowel Syndrome as Well as Traditional Dietary Advice: A Randomized Controlled Trial. Gastroenterology 2015; 10.
- Halmos EP, Christophersen CT, Bird AR, Shepherd SJ, Gibson PR, Muir JG. Diets that differ in their FODMAP content alter the colonic luminal microenvironment. Gut 2014; gutjnl-307264.
- Simren M, Mansson A, Langkilde AM, Svedlund J, Abrahamsson H, Bengtsson U, Bjornsson ES. Food-related gastrointestinal symptoms in the irritable bowel syndrome. Digestion 2001; 63 : 108-15.

La greffe fécale

- Aroniadis OC, Brandt LJ. Intestinal microbiota and the efficacy of fecal microbiota transplantation in gastrointestinal disease. Gastroenterol Hepatol (N Y) 2014; 10 : 230-7.
- Pinn DM, Aroniadis OC, Brandt LJ. Is fecal microbiota transplantation the answer for irritable bowel syndrome? A single-center experience. Am J Gastroenterol 2014; 109 : 1831-2.
- Shanahan F, Quigley EM. Manipulation of the microbiota for treatment of IBS and IBD-challenges and controversies. Gastroenterology 2014; 146 : 1554-63.

La stimulation magnétique transcrânienne

- Algladi T, Harris M, Whorwell PJ, Paine P, Hamdy S. Modulation of human visceral sensitivity by noninvasive magnetoelectrical neural stimulation in health and irritable bowel syndrome. Pain 2015; 156 : 1348-56.
- Melchior C, Gourcerol G, Chastan N, Verin E, Menard JF, Ducrotte P, Leroi AM. Effect of transcranial magnetic stimulation on rectal sensitivity in irritable bowel syndrome: a randomized, placebo-controlled pilot study. Colorectal Dis 2014; 16 : O104-O111.

La relation patient-médecin, l'éducation thérapeutique

- Halpert AD, Thomas AC, Hu Y, Morris CB, Bangdiwala SI, Drossman DA. A survey on patient educational needs in irritable bowel syndrome and attitudes toward participation in clinical research. J Clin Gastroenterol 2006; 40: 37-43.
- Halpert A, Dalton CB, Palsson O, Morris C, Hu Y, Bangdiwala S, Hankins J, Norton N, Drossman DA. Irritable bowel syndrome patients' ideal expectations and recent experiences with healthcare providers: a national survey. Dig Dis Sci 2010; 55 : 375-83.
- Halpert A, Godena E. Irritable bowel syndrome patients' perspectives on their relationships with healthcare providers. Scand J Gastroenterol 2011; 46: 823-30.
- Lacy BE, Weiser K, Noddin L, Robertson DJ, Crowell MD, Parratt-Engstrom C, Grau MV. Irritable bowel syndrome: patients' attitudes, concerns and level of knowledge. Aliment Pharmacol Ther 2007;25 : 1329-41.
- Ringstrom G, Storsrud S, Lundqvist S, Westman B, Simren M. Development of an educational intervention for patients with Irritable Bowel Syndrome (IBS): a pilot study. BMC Gastroenterol 2009; 9:10.
- Ringstrom G, Storsrud S, Posserud I, Lundqvist S, Westman B, Simren M. Structured patient education is superior to written information in the management of patients with irritable bowel syndrome: a randomized controlled study. Eur J Gastroenterol Hepatol 2010; 22 : 420-8.

Imprimé en Espagne par Unigraf S.L.

Dépôt légal : février 2016

317273/01- 11031824 – Janvier 2016